现代著名老中医名著重刊丛书

·老中医名著·

秦伯未 著

第二辑

现代著名老中医名著重刊丛书

中医入门

人民卫生出版社

图书在版编目（CIP）数据

中医入门/秦伯未著. —北京：人民卫生出版社，2006.1
（现代著名老中医名著重刊丛书　第二辑）
ISBN 978－7－117－07194－9

Ⅰ. 中…　Ⅱ. 秦…　Ⅲ. 中医学　Ⅳ. R2

中国版本图书馆 CIP 数据核字（2005）第 128216 号

门户网：www. pmph. com　出版物查询、网上书店
卫人网：www. ipmph. com　护士、医师、药师、中医师、卫生资格考试培训

现代著名老中医名著重刊丛书
第二辑
中　医　入　门

原　　著：秦伯未
出版发行：人民卫生出版社（中继线 010－59780011）
地　　址：北京市朝阳区潘家园南里 19 号
邮　　编：100021
E－mail：pmph @ pmph. com
购书热线：010－59787592　010－59787584　010－65264830
印　　刷：中农印务有限公司
经　　销：新华书店
开　　本：850×1168　1/32　　印张：4. 625
字　　数：97 千字
版　　次：2006 年 1 月第 1 版　　2024 年 11 月第 1 版第 36 次印刷
标准书号：ISBN 978－7－117－07194－9/R・7195
定　　价：10. 00 元
打击盗版举报电话：010 -59787491　E-mail：WQ @ pmph. com
（凡属印装质量问题请与本社市场营销中心联系退换）

出版说明

自20世纪60年代开始，我社先后组织出版了一批著名老中医经验整理著作，包括医论医话等。半个世纪过去了，这批著作对我国近代中医学术的发展产生了积极的推动作用，整理出版著名老中医经验的重大意义正在日益彰显，这些著名老中医在我国近代中医发展史上占有重要地位。他们当中的代表如秦伯未、施今墨、蒲辅周等著名医家，既熟通旧学，又勤修新知；既提倡继承传统中医，又不排斥西医诊疗技术的应用，在中医学发展过程中起到了承前启后的作用。这批著作均成于他们的垂暮之年，有的甚至撰写于病榻之前，无论是亲自撰述，还是口传身授，或是其弟子整理，都集中反映了他们毕生所学和临床经验之精华，诸位名老中医不吝秘术、广求传播，所秉承的正是力求为民除瘼的一片赤诚之心。诸位先贤治学严谨，厚积薄发，所述医案，辨证明晰，治必效验，不仅具有很强的临床实用性，其中也不乏具有创造性的建树；医话著作则娓娓道来，深入浅出，是学习中医的难得佳作，为近世不可多得的传世之作。

由于原版书出版的时间已久，已很难见到，部分著作甚至已成为学习中医者的收藏珍品，为促进中医临床和中医学术水平的提高，我社决定将一批名医名著编为

《现代著名老中医名著重刊丛书》分批出版，以飨读者。

第一辑收录 13 种名著：

《中医临证备要》　《施今墨临床经验集》
《蒲辅周医案》　《蒲辅周医疗经验》
《岳美中论医集》　《岳美中医案集》
《郭士魁临床经验选集——杂病证治》
《钱伯煊妇科医案》　《朱小南妇科经验选》
《赵心波儿科临床经验选编》《赵锡武医疗经验》
《朱仁康临床经验集——皮肤外科》
《张赞臣临床经验选编》

第二辑收录 14 种名著：

《中医入门》　《章太炎医论》
《冉雪峰医案》　《菊人医话》
《赵炳南临床经验集》　《刘奉五妇科经验》
《关幼波临床经验选》　《女科证治》
《从病例谈辨证论治》　《读古医书随笔》
《金寿山医论选集》　《刘寿山整骨经验》
《韦文贵眼科临床经验选》
《陆瘦燕针灸论著医案选》

这批名著原于 20 世纪 60 年代前后至 80 年代初在我社出版，自发行以来一直受到读者的广泛欢迎，其中多数品种的发行量都达到了数十万册，在中医界产生了很大的影响，对提高中医临床水平和中医事业的发展起到了极大的推动作用。

为使读者能够原汁原味地阅读名老中医原著，我们在重刊时采取尽可能保持原书原貌的原则，主要修改了原著中疏漏的少量印制错误，规范了文字用法和体例层次，在版式上则按照现在读者的阅读习惯予以编排。此外，为不影响原书内容的准确性，避免因换算造成的人为错误，部分旧制的药名、病名、医学术语、计量单位、现已淘汰的检测项目与方法等均未改动，保留了原貌。对于犀角、虎骨等现已禁止使用的药品，本次重刊也未予改动，希冀读者在临证时使用相应的代用品。

人民卫生出版社

2005 年 10 月

前　言

近来学习中医的人很多，大家有一个共同的要求：怎样着手学习？并希望在较短时期内学得更好一些。因此，很需要有一本包括中医基本理论和基础知识的浅近的参考书，以便由此入门，逐步提高，这是一件很自然的事。

中医治病，主要是依据理、法、方、药相结合的一套医疗方法。我个人认为从这四个方面来认识中医，从而理解中医的特点和掌握中医治病规律，这是学习中医比较正确的方法。故本书的叙述，即分理论、法则、方剂、药物四部分，在四部分内再分若干项目，作比较细致的介绍。

我还认为学习中医理论必须与中医的临床经验相结合，这样的学习比较扎实。所以本书在介绍中医基本理论时，多举常见疾病的实例来加以说明，以便一边学一边联系实际。

学习任何一门学问，都要下一番功夫，学中医当然不例外。无论全面学或学一科和一种病，都不能离开理法方药，但是不必看得太难，也不可估计得太简单，只要循序渐近，由入门而提高，是不难学会的。

根据我多年的体会，我愿意把一得之愚贡献出来，帮助读者们解决一些学习中的实际问题，希望通过此书，能使读者对中医学有一个初步的概念，为进一步学习中医打下基础。但是由于我的水平有限，缺点和错误在所难免，欢迎批评指教。

编者志

1959年9月

目　录

第一章　理论之部

第一节　中医的特点

一、整体观念

中医治病，是从整体着眼的。首先把人体内脏和体表各组织及器官之间的关系，看作是不可分割的，同时还认为环境的变化对人体生理和病理有着重大的影响。因此，强调人体内部的统一性，也重视人体和外界环境的统一性。于是，在临证上总是从全面考虑问题，不单从有病的局部着想，并观察季节、气候和水土，注意病人的情绪和生活习惯等。这种整体观念是中医治病的基本观念，现在分几个方面来说明。

1. 人体的整体性　中医认为人体各部都是有机联系着的。首先把十二内脏看成十二种功能，称做“十二官”；又分为六脏、六腑，从作用上把一脏一腑分别结合，称做“表里”。这种内脏的归纳划分，不等于各自为政，恰恰相反，而是把生理活动或病理变化，理解作相互之间有不可分割的关系。这种关系不仅表现在脏腑，同时表现在脏腑和形体的各组织各器官方面。例如：心主脉、主舌，肝主筋、主目，脾主肉、主口，肺主皮毛、主鼻，肾主骨、主耳；再如脾主四肢，肾司二便，等等，都是说明脏腑的功能和脏腑与形体的关系。更重要的，通过经络有系统地分布全身，循环往复，成为体内和体表的联络路线，这样，使人体在功能上保持内外相关的整体。正因为如此，治疗上关于内脏的病，不单治一脏，甚至不医治有病的一脏，而从其他内脏进行治疗得到痊愈，如胃病兼治脾脏，肺病可从治脾胃着手，以间接增强肺脏的抵抗力。尤其显著的，形体局部的病症，往往采取治内脏的办法来治愈，如风火红眼用清肝方法，虚火牙痛用温肾方法；又如脱疽（能使十个足趾零落），现代医学多用截除手术，中医用活血温经方法收到良好效果。此外，如皮肤病、肿疡、溃疡等外症，中医大多用内服药来消散或排脓、收口。

2. 人体和气候　大自然的一切，特别是生物的生存和发展，直接受到客观环境的影响。中医十分重视这个关系，认为人体健康和气候不能分开，必须和自然环境相适应才能无病和长寿。因而，从一年中找出春温、夏热、秋凉、冬寒等四季的特性，以及四季里的风、寒、暑、湿、燥、火等六种不同气候的变化规律，并指出应该怎样适应客观环境的方法和违背气候变化后可能招致的疾病。还根据这些原则，分析演绎出诊断和治疗等方法。例如非其时而有其气，即春应温而反寒或热，就是不正之气，称做“虚邪贼风”。这些不正之气，必须及时回避。至于四时气候有规律的变化，这对人体是有利的，称为“正气”。因此，常常利用春、夏、秋、冬四季的气候正常转变来调养和治疗疾病。举个浅显的病例来说，老年人常见的痰饮咳喘，春夏轻减，秋冬加重，原因是脾肾阳虚，湿浊凝聚为痰，临证上常用温药调养，并且主张利用夏季阳气最旺的时期来调理预防。又如血虚肝阳旺的病人，到了春天容易发作头晕、脑胀、目眩、耳鸣、精神疲倦等症。这种症状的发生是和气候息息相关的，故在冬季给予滋补，可以防止发病的机会。从这些例子中可以理解到中医对于养生和治病，密切注意内外环境的相互适应。

3. 人体与地土方宜　不同的水土，不同的生活习惯，可以产生不同的疾病。我国幅员广阔，西北地区气候寒冷，地高多燥，东南气候温和，地卑多湿。因而不同地区常有不同的病症。此外，对一般病的治法和用药及药量，南北方也有出入。中医惯常说：因时制宜、因人制宜、因地制宜，便是这个意思。

4. 其他　禀赋的强弱，形体的肥瘦，情绪的愉快、忧郁、急躁，以及精神刺激等，中医也是非常注意的，认为与疾病的发生和发展很有关系，在治疗时必须顾及。如强者耐受重药，体弱者不宜重剂；体丰肥者多湿多痰，瘦者多阴虚内热。这些虽然不是刻板的，但一接触具体病症，就有很现实的参考价值。

中医的理论体系，是在整体观的基础上建立起来的。从整体观念出发，中医在临症上有两个突出点就是：其一，不仅仅着眼于疾病的局部症状而忽视其他部分所受到的影响；不因重视某一发病因素而忽视因此引起的其他因素。同时，在及时治疗之外，还利用季节来进行防治。例如咳嗽是一个肺脏疾患，经久不愈可以影响到心脏而兼见心痛，喉中介介如梗状，咽肿喉痹；或影响到肝脏而兼见两胁下痛，不能转动，转动则两胁胀满，也能影响到胃而呕吐，或影响到膀胱而咳时遗尿，称做心咳、肝咳、胃咳和膀胱咳，治法就各有不同。又如一个气郁病，或引起肠胃疾患，或妇女适值月经来潮而引起腹痛，必须兼顾肠胃和调经。还有如风湿性痹痛趁伏天治疗，肺劳病趁秋凉治疗，疗效都比冬季或夏季为优，这是由于病的性质和脏气的性质适宜于炎热和秋凉的关系。其二，认识到病和病人是不可分开来看的，每一个病都应从两面着想，一面是病邪，一面是正气，即病人的抵抗力和恢复能力。因而一面要祛除病邪和改善病况；另一面要调理病人的生理机能，增强其自然的抵抗力，帮助恢复健康。这就提出了“扶正”和“祛邪”两种治法，及“邪去则正自复，正充则邪自却”的两种战术方法。不难体会，疾病的过程就是正和邪两个方面矛盾斗争的过程，当邪气退却，正气进入恢复的阶段，这一斗争才算结束。邪正的斗争，有急有缓，有长有短，虽然因病因人而异，主要是决定于疾病发展过程中正和邪双方力量的对比。正气战胜邪，就走向痊愈，邪气战胜正，就导致病重。所以，中医在未生病时重视避邪，既受邪时又急于祛邪，但同时不忽视扶正，在某些情况下，还把扶正作为主体。这是中医整体观念的概况，说明这一观念是贯彻在生理、病理、诊断和治疗各个方面的。要进一步明白这些道理，必须学习《内经》，它是中医理论的渊薮，一直在指导中医实践。

二、辨症论治

辨症论治为中医普遍应用的一个诊疗规律，从认识病症到给予治疗，都是依靠这个规律来完成的。辨症论治是综合理、法、方、药作为基础，离开了这个基础就无法进行。它是有理论有法则，理论和实践相结合的。

辨症论治的意义：辨，就是分析、鉴别，症，就是症状、现象，论，就是讨论、考虑，治，就是治疗的方针。症和治是现实的；辨和论是灵活的，要通过分析和思考的。前人告诉我们，有是症，用是法，用是药。究竞凭什么来认识这个症，以及凭什么用这种法和这类药，就需要下一番辨和论的功夫。疾病的发生必然有某种因素，某种因素就表现出某种症状，离开症状是无从辨别疾病的性质。同时仅仅注意症状也还不可能全面了解病情，有时症状的表现不一定反映真相，中医称之为“假象”，这就要求必须做到细致地辨症。总的说来，辨症，就是从疾病过程中找出疾病的客观规律，务使求得症状和病因的统一。引用辩证法的词句来说，就是“本质决定现象，现象表现本质”。故中医治病有一定步骤，观察症状，决定病因，商讨治法，然后处方用药。因而，中医对任何疾病在没有辨明症状以前，是无法确定治法，更谈不到处方用药。辨症论治的重要性就在于此。

症状是病邪作用于人体所发生的反映，它反映着病邪的性质和生理机能的强弱。在症状的表现上，从细小到显露，从表面到深层，可以鉴别发病的因素和生理病理的状况，可以随着症状的消失和增添，探知病邪的进退及其发展方向。

病因以六淫和七情为主，也就是外感和内伤两大病类的主要因素。比如《内经》里指出，风邪使人眩晕、抽搐，热邪使人痈肿，燥邪使人口渴、皮肤枯裂，寒邪使人浮肿，湿邪使人腹泻，又指出恼怒使人气上逆，喜乐使人气舒缓，悲哀使人气消索，恐惧使人气下沉，惊吓使人气机混乱，思虑使人气结聚。这些都是从症状来观察六淫、七情的变化的。任何一个病没有无原因的，病因是发病的根源，能直接伤害人体引发各种症状。中医所说的病因，主要包括人体正气和病邪两方面，即从病体全面来观察，病邪固然是病因，但本身机能衰弱或亢奋，也是病因。

症状是辨症的主要对象，如何辨认对象，就需要确切的诊断。中医诊断分望色、闻声、切脉和询问，目的是在观察和分析症候，也就是把症状联系起来，分出主症、主脉，这样，才能正确地掌握病情，不为或有的假象所蒙混。所以诊断的要点，除了听取病人的主诉症状以外，还应客观地从多方面来观察其他有关症状，以推索病因。因为症状是病因的反映，但是不能单看肤浅的现象，必须看到它隐藏的一面，还要看到下一阶段的发展趋向。总之，必须看到真实的一面，不能为假象所迷惑。这就不能单靠主诉的自觉症状来决定诊断，需要进一步地辨症，如有些疾病依据一般症状已能作出初步的印象，但经过深入分析后，又往往能否定初步印象。比如病人嚷着内热口燥，并有发热、头痛等症状，一般可以认作温热病，但如果仔细地诊察一下，发现病人虽渴不欲饮，饮后觉胀，并且喜喝热水，便可断定口渴是假象，不是真正内热。于此可见辨症在确诊上的重要性。一个病的症状有简单的，也有复杂的，复杂并不等于杂乱无章，只要明白症状的相互关系，加以分析归纳，就能发现它的前因后果，来龙去脉，从而获得全面的正确的认识。

中医辨症，客观地从疾病发生和发展情况来肯定体内的矛盾，它包括着正面和反面，指出了矛盾在每一疾病所呈现的普遍性和特殊性，成为具有实在内容的认识方法。至于治疗，就是针对辨症的结果定出方针，根据方针来处方用药。

论治，应该掌握三个方面，即：病因、病症和病的部位。例如辨症上明确了病因是停食，它的病症是脘腹胀满，病的部位是在肠胃，在论治上就以宽中、消食为方针，选用催吐、消运或通大便的药物来治疗。又如经过辨症确认病因是血虚，它的病症又是头晕、心悸、惊惕不安，病的部位是在心肝两经，那么论治就以滋补心营肝血为主，结合潜阳、安神等镇静方法。在这里可以看到“辨症”和“论治”是连贯的，基本的要求在于根据具体情况，灵活运用。

以上所谈的是辨症论治的意义和方法。至于辨症的法则，有依据六经来辨的，有的依据三焦来辨的，最重要的是根据阴、阳、表、里、虚、实、寒、热八纲。八纲的意义是先把阴阳分为正反两方面，再以表里来测定病的部位，虚实来测定病的强弱，寒热来测定病的性质。把各方面测定的结果联系起来，就有表寒实症、里热虚症等不同病型，也就是包括了上面所说的病因、病症和病的部位在内。临床辨症是极其细致的工作，症状的出入，就是病情在变化，有时看来似乎极微的变化，而病的趋势却已改变。比如发热是一个常见症状，但是在临床上必须弄清楚以下一系列的问题：有否怕冷？有否汗出？热到什么程度？汗出后是否怕冷消失、热势下降？热势下降的同时是否脉象也跟着平静？有没有汗出后怕冷消失而热势反增，或热渐下降而汗出不止，或忽寒忽热一天中反复往来等情况？还必须观察有没有神识不清？有没有口渴，真渴还是假渴？有没有大便闭结或腹泻？有没有头痛、身体疼痛、咳嗽等症状？以及一天中热势升降的时间、脉象、舌苔如何？对于一个发热症状所以要了解得这样仔细，是因为在发热的同时，如有其他不同的症状加入，诊断就不同，治疗也不同；另一方面，通过如上的鉴别，就可以求得表里、虚实、寒热的病情，借以定出治疗的方针。比如发热而怕冷，头痛，身体疼痛，无汗，此为伤寒病初期，用辛温发散法；倘咳嗽，有汗或无汗，是伤风症，用宣肺祛邪法；倘有汗，口渴，是风温病初期，用辛凉清解法；倘不怕冷，高热稽留，是阳明热症，用辛寒清热法；倘日晡热势更剧，大便闭结，为胃家实症，用苦寒泻下法；倘大便泄泻，为协热利症，用表里清解法；倘寒热往来，一日数次，为少阳病，用和解退热法；倘舌红，神识不清，为热入心包症，用清心凉营法。其他如热降而汗出不止，须防亡阳虚脱等。这些说明了辨症是要分辨疾病的性质，明确疾病的性质才能论治，否则失之毫厘，谬将千里。然而辨症并非到此为止，因为邪正相搏往往是一个很复杂的病理过程，在这过程里由于邪正消长和体内各部分互相影响的关系，会使症情随时转变，形成疾病在发展过程中的阶段性。这样不仅在初病时要辨症，在发展的每一阶段也要辨症。概括地说，论治先要辨症，不辨症就无从论治。所以有人问治咳嗽用什么药？虽然明知是肺脏疾患，但如果不了解具体症状，便无法答复；再如有人问口干能不能用石斛？明知石斛可治口干，在未辨清属于哪一种口干以前，同样不能回答。因此，辨症论治是中医诊疗的基本法则，它的精神实质是理法方药相结合的一套治疗体系。

第二节　基本学说

一、阴　　阳

阴阳学说，是古人在观察自然现象中归纳出来，用以解释自然现象的一种思想方法。前人发现万物万象都有正反两种属性，这种属性是对立而又统一的，普遍存在于一切事物中，就创立了阴阳学说，用阴阳这个名词来代表一切事物中所存在着的对立统一的关系。如天为阳，地为阴；日为阳，月为阴；昼为阳，夜为阴；火为阳，水为阴等，并用相反相成、对立统一的道理去解释宇宙间一切事物的变化。中医用阴阳学说来说明医学上的基本问题，从而成为中医理论的思想体系，它贯穿在中医学中的生理、病理、诊断、治疗和药物等各个方面，构成了一整套合乎客观实际的医疗方法，灵活地指导着中医的临床实践。

在生理方面：中医认为人体的生理也能用阴阳学说来加以解释。一般的说，阳的性质属于动，阴的性质属于静；阳有保卫体表的能力，阴有保守内部精气的作用。故在生理上，以阳代表体表皮毛、肌肉、筋骨等，以阴代表体内脏腑；并以五脏主藏精气为阴，六腑主司消化传导为阳。又从位置上分：上焦为阳，下焦为阴；外侧为阳，内侧为阴。从物质和功能上分：血为阴，气为阳；体为阴，用为阳。每一处都存在着阴阳的属性，用以说明生理的特有的性质和特殊的功能。

在病理方面：根据发病的部位和性质，区别表症属阳，里症属阴；热症属阳，寒症属阴。凡是机能衰弱，如少气、懒言、怕冷、疲倦、不耐劳动等多为阳的不足；物质的损失，如贫血、萎黄、遗精、消瘦等多为阴的不足。因而把一般症状分作四个类型：即阳虚、阴虚、阳盛、阴盛。指出阳虚的外面应有寒的现象，阴虚的里面应有热的现象；相反，阳盛的外面应该热，阴盛的里面应该寒。比如阳盛的症状为发热、口干、呼吸粗促、胸中烦闷；阴盛的症状为怕冷、四肢不温，甚至战栗；但有时阴虚的也能发生脉数、狂妄等类似热症；阳虚的也会有腹内胀满等类似寒症。概括地说，一切亢进的、兴奋的、有热性倾向的都归阳症，衰弱的、潜伏的、有寒性倾向的都归阴症。推而至于外科，阳症多是红肿发热，阴症多是白陷不发热。

在诊断上：如以脉诊来说，分有六个纲要，即在至数上分迟和数，体状上分浮和沉，动态上分滑和涩。数、浮、滑属于阳，迟、沉、涩属于阴；阴脉多见于阴症，阳脉多见于阳症。以舌诊来说，舌质的变化属于血液的病变，色见红、绛，乃是血热属阳，色淡或青，乃是血虚或血寒属阴；舌苔的变化多系肠胃的病变，燥的黄的属阳，潮的白的属阴。所以《内经》上说："善诊者，察色按脉，先别阴阳。"

在治疗上：表证用汗法，里证用下法，寒证用温法，热证用凉法，都含有阴阳的意义。主要是阳胜则阴病，阴胜则阳病；阳胜则热，阴胜则寒，重寒能现热象，重热能现寒象。所以，《内经》提出了"阳病治阴，阴病治阳；从阴引阳，从阳引阴"等大法。

在用药方面：中药的药性主要是分别气味。一般以气为阳，味为阴。气又分四种，寒、凉属阴，温、热属阳；味分五种，辛、甘属阳，酸、苦、咸属阴。故附子、肉桂、干姜等具有辛热性味的称做阳药，能升能散；黄连、银花、龙胆草等具有苦寒性味的称做阴药，能降能泻。此外，有芳香健胃作用的如砂仁、豆蔻等，也叫做阳药，有滋养肝肾作用的如首乌、地黄等，也叫做阴药。

这里顺便提一下，因为中药的药理，就是中医基本理论在中药学上的运用，所以，要深明中药的气味，必须首先了解中医的阴阳学说，然后才能结合辨症恰当地用药。

《内经》说:“阴阳者，数之可十，推之可百；数之可千，推之可万……然其要一也。”这是说明不论事物的巨细，只要有对立统一的关系存在，均可运用阴阳来解释。故在中医学中就有阴中之阳、阴中之阴、阳中之阳、阳中之阴的进一步分析，也就是在阴和阳的里面再分出阴阳来。例如一天之内，白昼是阳，夜间是阴；白昼又分上半天是阳中之阳，下半天是阳中之阴；上半夜是阴中之阴，下半夜是阴中之阳。又如以脏腑来说，则六腑是阳，五脏是阴；五脏中间则心、肺为阳，肝、脾、肾为阴；再分心为阳中之阳，肺为阳中之阴，肝为阴中之阳，肾为阴中之阴，脾为阴中之至阴。在药物气味方面同样如此：气为阳，味为阴；味厚的为阴中之阴，味薄的为阴中之阳；气厚的为阳中之阳，气薄的为阳中之阴。这样的分析是从客观实际中总结出来，又回到客观实践中证实了的。举个虚汗的例子来说，白天是阳盛的时间，假如白天自汗，就认做阳虚，因为白昼属阳，用黄芪、附子一类补气补阳药去制止它；在夜间自汗，就认做阴虚，因为夜间属阴，用地黄、山萸一类补血养阴药去制止它。又如找不到原因的发热，而发热又有一定时间的，在夜间发作的多用补阴药，称为养阴退热法；白天发作的多用补阳药，称为甘温除热法。由此可见，阴阳学说在中医学中是深入浅出的一种分类方法，也是由博返约的一种归纳法则。

阴阳既是事物对立统一的概括性代名词，故不论物质的、机能的、部位的对立，都可以包括。不过应该明确中医广泛地把阴阳应用于各个方面，都是实有所指的，因此要彻底理解中医运用阴阳的道理，必须通过临症，只有通过临症才能明白阴阳所起的实际作用。例如热是属于阳，但热有表里、虚实的不同，故伤风感冒引起的发热，当用发汗法，叫做疏散解表；化脓性肿疡引起的发热，当用内消法，叫做消散清解；肝火引起的发热，当用清降法，叫做平肝清热；虚劳引起的发热，又当用滋补法，叫做养阴退蒸。所以，热属于阳这是一般情况，而热的属于表、属于里、属于虚、属于实则是机动的。还有，临症上常分阴盛阳虚、阳盛阴虚、阳虚阴盛、阴虚阳盛，意思是说同样的阴症和阳症，有因阴盛而引起的阳虚，有因阳盛而引起的阴虚，有因阳虚而引起的阴盛，也有因阴虚而引起的阳盛，这就和一般的阳虚、阴虚、阳盛、阴盛症有所差别。如果是单纯的阴虚、阳虚，则治疗法就比较简单；如果阴虚、阳虚是由阳盛、阴盛引起的，则就需要标本兼顾了，像腹水症用温运逐化法，温运是扶阳，逐化是排除阳虚而产生的水湿；口渴症用清胃生津法，清胃是制热，生津是补充因阳盛而消耗的津液。这里的阴阳或指机能，或指物质，在部位方面也不相同，但均有所指这是实在的。

最后还应指出，阴阳在中医理论中是一个突出的重点，中医在阴阳的运用上，有两个最重要的概念：第一，是阳生阴长，阳杀阴藏。生长和杀藏，即互相依存、互相约制的意思。阴阳在作用上与表现上都是彼此相反，但又是彼此相容，彼此促进，绝对不能分离的，所以《内经》上说："阴在内，阳之守也；阳在外，阴之使也。"又说："两者不和，若春无秋，若冬无夏。"第二，是阴阳和调。阴阳必须和调，即矛盾必须求得统一。不仅人体内部存在的阴阳偏盛偏衰的对立要统一，就是体内外环境也要统一，使内外调和以维持身体的健康。故《内经》上说："阴阳和调，则血气淖泽滑利。"又说："阴平阳秘，精神乃治。"

二、五　行

中医除用阴阳学说来说明人体内部的对立统一以外，还引用了五行学说来说明人体内部的联系。

五行，即木、火、土、金、水。这五者的关系，主要有两个方面，即"相生"与"相克"。

相生，就是相互资生和助长的关系。五行中的相生关系是这样的：木生火，火生土，土生金，金生水，水生木。从五行相生的关系中，可以看出，任何一行都有生我和我生两个方面，如以木为例，生我者为水，我生者为火，故借母子关系来说，水为木之母，火为木之子。其他四行以此类推。

相克，就是相互约制和克服的关系。五行中的相克关系是：金克木，木克土，土克水，水克火，火克金。在这五行相克的关系中，也可看出任何一行都有克我和我克两个方面，再以木为例，克我者为金，我克者为土，也就是金为木所"不胜"者，土为木所"胜"者。

上述五行相生和相克两个方面，它们之间的关系，不是并行不悖，而是相互为用的，也就是生克之间有密切的联系，即生中有克，克中有生。这种相互为用的关系，称做"制化"关系，如：木克土，土生金，金克木。

制化关系，是维持平衡的必要条件，否则有生无克，必使盛者更盛；有克无生，必使弱者更弱。

在生克中还有一种反常现象，即我克者有时反来克我，克我者也有时反为我克。比如，水本克火，在某种情况下，火亦能反过来克水，这就称做“相侮”。

凡是相生、相克、相侮均有一个条件，就是本身之气充实则相生，否则不能生；本身之气有余则能克所胜和侮所不胜，不及则不但不能克所胜而反为所不胜乘侮。故《内经》上说：“气有余则制己所胜而侮所不胜，其不及则已所不胜侮而乘之，己所胜轻而侮之。”

五行在中医学上的运用，主要是按五行的属性，将自然界和人体组织在一定的情况下归纳起来，同时以生克的关系说明脏腑之间的相互关系。就自然界来说，如方位的东、南、中、西、北，季节的春、夏、长夏、秋、冬，气候的风、暑、湿、燥、寒，生化过程的生、长、化、收、藏，以及五色的青、赤、黄、白、黑，五味的酸、苦、甘、辛、咸，均可依木、火、土、金、水的次序来从属。在人体方面，以肝、心、脾、肺、肾为中心，联系到目、舌、口、鼻、耳的七窍，筋、脉、肉、皮毛，骨的五体和怒、喜、思、忧、恐的五志等等。明白了这一归类方法后，当接触到属于某一行性质的事物时，便可从直接或间接的关系把它们结合起来加以分析，以便理解这一事物的性质。附表如下：

五行	方位	季节	气候	动物	植物	气	味	色	音	数	内脏	七窍	形体	志	声	病所	病态
木	东	春	风	鸡	麦	臊	酸	青	角	八	肝	目	筋	怒	呼	头项	握
火	南	夏	热	羊	黍	焦	苦	赤	徵	七	心	舌	脉	喜	笑	胸胁	忧
土	中央	长夏	湿	牛	稷	香	甘	黄	宫	五	脾	口	肉	思	歌	脊	哕
金	西	秋	燥	马	谷	腥	辛	白	商	九	肺	鼻	皮毛	忧	哭	肩背	咳
水	北	冬	寒	彘	豆	腐	咸	黑	羽	六	肾	耳	骨	恐	呻	腰股	慄

中医的五行学说和阴阳学说一样，同样是指导中医临床工作的。举例来说，如木性条畅，肝气也应舒畅，郁则为病，治以舒肝理气；木能克土，肝病可以犯脾，未犯前，就应当预为防止，已发现脾病时，则宜疏肝健脾；水能生木，所以肝虚的病症，可用滋肾的方法来柔肝；金能克木，则肝旺的症候，可用佐金平肝法。其他脏病，如肺劳用培土生金法，脾泻用益火培土法，都是按照五行相生、相克的道理处理的。从这些治法的运用上，也可说明一个问题，即中医非但不把内脏孤立起来，而且极其重视内脏之间的密切联系，常常在甲脏有病时，从乙脏或丙脏来进行治疗，因而有“隔一”、“隔二”和“虚则补其母，实则泻其子”等方法。

再从五行与人体脏腑、体表器官的联系来说，如目属于肝，因内热而引发的目赤羞明，多用清肝法；肌肉属于脾，形体消瘦羸弱，多用补脾法。又如肝主风，凡有头晕目眩等肝风上旋的症状，多用柔肝息风法；脾主湿，凡有胸腹胀满、小溲短少等阻滞症状，多用健脾理湿法。这些都是用五行来分析归纳的。当然，不是说所有治法不能离开五行，而且也不容许任何病症都机械地搬用五行，而是应该根据具体情况加以灵活应用。

中医的五行学说虽以五种物质作基础，配合内脏加以演绎的，但并非表示该脏器就由那种原素所构成，只是用来说明其性质。前人指出五行的性质是：木气正直，其性柔和，其用曲直，其化生荣；火气升发，其性急速，其用燔灼，其化蕃茂；土气平厚，其性和顺，其用高下，其化丰满；金气莹明，其性刚劲，其用散落，其化坚敛；水气内明，其性流下，其用流溢，其化坚凝。这里所说的气意思就是本能，性是性情，用是作用，化是变化，每一行的性情、作用和变化都是根据本能来的。例如木的本能是正直的，所以它的性情也柔和顺物，它的作用在曲中求直，它的变化为生气荣茂。因而结合到五脏，在病变方面就主张木郁达之、火郁发之、土郁夺之、金郁泄之、水郁折之。无非根据五种不同性质，使其畅达、发扬、疏利、肃降和疏通，以恢复它的本能。

阴阳要平衡，五行也必须求其平衡。所以《内经》又指出了五行的平气和太过、不及现象，如说："平气如何？木曰敷和，火曰升明，土曰备化，金曰审平，水曰静顺；太过，木曰发生，火曰赫曦，土曰敦阜，金曰坚成，水曰流衍；不及，木曰委和，火曰伏明，土曰卑监，金曰从革，水曰涸流。"这些名词，都是用来形容五行的正常和不正常的现象。比如木得其平，便敷布和气，故曰敷和；木气不及则阳和委屈，称为委和；如果有余，则生发无制，故称发生。在研究五行的时候，对这方面能够细细体会，便易掌握其运用规律。

三、经　络

经络学说也是中医理论体系中重要的组成部分，《内经》上说："经脉者，所以决死生，处百病，调虚实，不可不通。"又说："十二经脉者，人之所以生，病之所以成，人之所以治，病之所以起，学之所始，工之所止也，粗之所易，上之所难也。"郑重地指出了经络的重要性，为医者必修的一门课程。它和阴阳、五行学说一样，贯串在中医的生理、病理、诊断、治法、药物等各个方面，并起有重大的作用。

经络，直者为经，横者为络，纲罗全身，错综联系。它的作用是内属脏腑，外络形体，行气血，营阴阳，濡筋骨，利关节。全身经络，主要的为十二经脉、十二经别、十二经筋和奇经八脉。其中十二经脉分为六支阳经、六支阴经，逐经相传，循行脏腑、头面、四肢；经别是十二经脉的别出，在阳经和阴经之间构成表里配合，着重于深部的联系；经筋是起于肢末，行于体表，着重于浅部的联系；奇经八脉则为调节十二经脉的。所以经脉是气血运行必由的通路，贯串在人体内外、上下、左右、前后，从而将人体各部分包括五脏、六腑、头面、躯干、四肢、九窍等，联系成为有机的统一整体。并由于经络互相衔接，由阴入阳，由阳入阴，从里走表，从表走里，自上而下，自下而上，气血流行，循环不息，所谓阴阳相随，内外相贯，如环无端。

人体生理功能，是以五脏六腑为主，但使人体内外、上下保持着平衡的协调，进行有机的整体活动，则经络起有重要的作用。经络学说，是前人在长时期的临症实践中根据无数病例治疗效果的分析研究而形成的。故用经络来分析症候，也能作为辨症论治的准则之一。一般外邪的传变，大多通过经络由表入里，由浅入深。如以真中风病来说，轻者中络，症见肌肤麻木，口眼㖞斜；稍重中经，症见左瘫右痪，身重不胜；再重则中腑、中脏，症见口噤、舌强、神昏不醒、便溺或阻或遗。又如自内脏发生的疾病，同样会在所属经络反映出来，如肺、心有邪，其气留于两肘，肝有邪其气留于两胁，脾有邪其气留于两髀，肾有邪其气留于两腘。气留则痛，临症上常可遇到。

在临症治疗上，经络也是重要依据之一。大家熟悉的针刺手上合谷穴，能治龈肿齿痛；刺足三里穴，能治胃病，这些都是通过经络所起的作用。此外，经络与处方用药也有关系，如中药学上将药物的主治功能分属十二经，见那一经病用那一类药。像麻黄入太阳经，葛根入阳明经，柴胡入少阳经。以上三药均能治疗风寒头痛，如痛在后脑及项者，属太阳经，用麻黄；痛在前额及眉棱骨者，属阳明经，用葛根，痛在头之两侧或一侧者，属少阳经，用柴胡。其他尚有一些药常用于某种病症，成为某种病的主药，如辛夷用于鼻塞，荔子核用于疝气，姜黄用于手臂痛，狗脊用于背脊疼痛等，都是从分经上来的。

一般认为经络学说专门指导针灸治疗的理论根据，这是不全面的。中医无论内科、外科以及妇、幼、推拿、正骨各科，从来没有脱离以经络学说为指导的范畴。经络学说的重要性，在长期实践中已经证明其实际价值，近来通过中西医密切合作，在实验研究中也初步证实了好些问题。如针刺委中、内庭、足三里等穴后，胃的蠕动、波速、波幅、胃张力及排空时间均有明显变化；针刺合谷、三阴交等穴，可使子宫收缩加强和间隔缩短；针刺膻中、天突、合谷、巨阙等穴，在 X 线下观察到食管壁蠕动增强，食管腔增大，能缓解吞咽困难的痛苦等。这些不仅说明了针刺对内脏活动的影响，也说明了经络与脏器的关系，值得注意。

四、预　防

预防的目的，为消灭疾病，保障健康。《内经》里很早就提到了："圣人不治已病治未病。病已成而后药之，譬犹渴而穿井，斗而铸兵，不亦晚乎。" 在《内经》的预防思想指导下，历来有关个人卫生和公共卫生的知识，如在《千金方》等书内早有记载。现在重点谈谈中医预防的基本精神。

第一，前人认为疾病的发生，除日常饮食起居不节外，与自然界气候变化有密切关系，而本身的体力强弱尤为主要因素。故保持健康，首先要充实精力，其次应避免外邪的侵袭。《内经》上曾说："邪之所凑，其气（指人身精气）必虚。"又说："虚邪贼风，避之有时，恬惔虚无，真气从之，精神内守，病安从来。"还指示了适应四季正常气候来锻炼身体的方法，如春夏宜保养阳气，秋冬宜保养阴气，以及春气养生，夏气养长，秋气养收，冬气养藏之道。务使内外环境互相适应，达到预防疾病，从而健康长寿，这是中医预防的基本理论。

第二，早期治疗，认识到有病即治，事半而功倍。如《内经》指出："邪风之至，疾如风雨，故善治者治皮毛，其次治肌肤，其次治筋脉，其次治六腑，其次治五脏。治五脏者半死半生。"这是说外邪侵害人体，多从表入里，病在皮毛即当急治，拖延下去便逐步深入，等到传入脏腑，病就严重而难治了。所以，预先给予医疗，防止疾病恶化，对于临症工作来说，是十分重要的。

第三，疾病的发生、发展均有它的规律，掌握病情，必须有预见性。例如《金匮要略》上说："见肝之病，知肝传脾，当先实脾。"因为肝病往往影响到脾，如果治肝病的时候照顾到脾，使脾不受到损害，那么就可不让肝病传变，容易痊愈。中医在临症工作上十分重视病邪的发展，并强调要及时控制其变化。在《伤寒论》和温病学方面有很多地方讨论这些问题。此外，在切脉、望舌等诊断方面也经常指出病邪传变的预兆，足供参考。

于此可见，中医的预防，分未病预防和已病防止两个方面，预防疾病的发生是主要的，如果已经得病那就要将预防精神贯彻到治疗方面去，也就是在治疗时努力防止疾病向坏的方面发展。这种寓预防于治疗之中的医疗方法，也是中医特点之一，并在这方面积有丰富的经验。

第三节　生　　理

一、五脏六腑（包括奇恒之府、传化之府）

中医重视内脏的生理功能，并重视内脏病理变化的反映，还重视内脏之间和内脏与形体各组织的联系。根据内脏的性质和作用分为五个脏、六个腑，又把另外的一部分称为奇恒之府和传化之府。

五脏是心、肝、脾、肺、肾，六腑是胆、胃、小肠、大肠、膀胱和三焦，五脏中还有心包络，为心的外卫，也有把它独立起来，与五脏并列，称为六脏，惟心包络的功能和病变总是与心脏相一致的。脏和腑俱为内脏，其区别是：五脏藏精气而不泻，六腑传化物而不藏。凡具有出纳转输、传化水谷功能的脏器，归属于腑；没有直接传化水谷而具有贮藏精气功能的脏器，归属于脏。

1. 心　心生血，主藏神。为人体生命活动的主宰。心脏本身不健全，或受情志的刺激，或因病邪的侵犯，就会出现心悸、惊惕、失眠，或善忘、喜笑失常，或谵语、神识昏迷等症。心脏有了病变，不仅本身无以自主，并能影响其它脏腑的活动，使之发生紊乱。

2. 肝　肝藏血，主谋虑。肝性刚强，故又有将军的称号，当受到精神刺激时，往往影响其正常功能而发生恼怒、头胀等症，甚至火气上逆而发生吐血。肝又为女子的“先天”（即有生殖机能在内的意思），故调经、种子必须重视对肝脏的治疗。

3. 脾　脾统血，主运化。维持生命的力量主要是营养，脾能消化水谷，把食物的精华运输到全身，故被称为“后天”之本。倘脾的运化能力不足，则食后作胀，因而引起肌肉消瘦，精神疲乏。脾又主运化水湿，水湿停滞的症状，如胸闷呕恶，大便泄泻，肌肤浮肿，大多由于脾弱所致，因此利湿常用健脾方法。

4. 肺　肺主气，司清肃。肺气不降，最易引起咳嗽、气喘，在虚症的情况下，又常见少气、言语低怯无力。肺对于心脏所主的血液循行，有调节作用，前人为了形容两者间的密切关系，曾把心脏称作君主，肺脏称作相傅。

5. 肾　肾藏精，主作强。肾脏对于人的精力充沛起有积极作用，肾虚则脑转，耳鸣，目无所见，腰痛，胫痠，懈怠思卧等症均起。肾为男子的“先天”，与女子以肝为先天的意义相同，即指生殖功能而言。故性欲衰退及滑精、精寒、早泄等症，都从肾脏治疗。肾与其它内脏有一不同的特点，即肾有两枚，左者为肾，右者为命门，肾主阴，命门主阳，故肾又有“水火之脏”之称。临症上一般所称的真阴、真阳亦即指此。

6. 胆　胆为清净之腑，主决断。胆与肝为表里，肝气虽强，非胆不断，肝胆相济，勇敢乃成。人身心为“君火”，胆与命门为“相火”，胆火偏亢，则出现急躁易怒，头胀、胸闷、胁痛、口苦、呕吐苦水等症。

7. 胃　胃为水谷之海，主受纳。胃与脾为表里，前人虽分胃司受纳，脾司消化，但胃的基本功能既能受纳，亦能消化，故脾胃往往相提并论。并认为不能受纳，也就谈不到消化，因而又说“纳谷者昌，绝谷者亡；有胃气则生，无胃气则死”，把胃的功能看得非常重要。

8. 小肠　小肠为受盛之腑，主化物。小肠承受胃中腐熟的水谷，进一步分别清浊，使精华归于五脏贮藏，糟粕归于六腑排泄，并将糟粕中的水液归于膀胱，渣滓归于大肠。这些都是小肠化物的工作。

9. 大肠　大肠为传导之府，主排泄。大肠接受小肠糟粕，负责输送排泄，为整个消化过程的最后阶段。由于大肠的功能是传导糟粕，职司大便，故凡大便闭结，或泄泻，以及痢疾和便血等，都从大肠着手，而有通导、润泽、固涩等不同的疗法。

10. 膀胱　膀胱为州都之官，司气化。膀胱为水液潴汇之处，气化不利，则小便癃闭；气化不约，则遗溺、小便不禁。但膀胱的气化与肾有关系，肾气足则能化，肾气虚则不能化，故治小便不利或不禁，有时应用温肾之法。

11. 三焦　三焦为决渎之官，主行水。三焦由上焦、中焦、下焦三部分组成。它的主要作用为疏通水道，例如治停水胀满，常用利气来帮助行水，所谓利气，多用疏畅三焦的药物。

每一个脏或每一个腑都有它的主要功能，并在相互协作中进行的。故脏与脏之间有“相主”关系，如肾为心之主，心为肺之主，肺为肝之主，肝为脾之主。主是主持的意思，即相互约制，以维平衡的作用。脏与腑之间也有“相合”关系，如肺合大肠，心合小肠，肝合胆，脾合胃，肾合膀胱。合是配合的意思，说明以脏为体，以腑为用，配合起来以完成二者的综合功能。脏为阴属里，腑为阳属表，因而这种配合也叫“表里”。

脏腑虽然处于体内，但与形体的各组织和器官有密切联系，所以观察形体各组织和器官的表现，可以测知脏腑的情况，这在诊断上具有重要意义。内脏与形体各组织、器官的关系，在临症上比较常用的，如：肝开窍于目，其充在筋，其华在爪；心开窍于舌，其充在脉，其华在面；脾开窍于口，其充在肉，其华在唇；肺开窍于鼻，其充在皮，其华在毛；肾开窍于耳，其充在骨，其华在发。又：脾主四肢，并以关节处两肘属心、肺，两腋属肝，两髀属脾，两腘属肾，等等。

脏腑之外尚有奇恒之府，即脑、髓、骨、脉、胆、女子胞。奇恒的意义是似脏非脏，似腑非腑，形虽似腑而作用似脏；是异乎寻常的一种内脏。它们在人体中也是极其重要的部分。这些奇恒之府并不是孤立的，和脏腑都有联系，比如脑和心、肝有关系，又因脑和髓有关，髓又和骨有关，骨属于肾，脑又和肾有关；女子胞即子宫属肝，由于行经、养胎等与血有关，故又和心、脾有关了。与奇恒之府对称的还有传化之府，即胃、大肠、小肠、三焦、膀胱，这五个腑，在六腑中都是属于消化系统。如上所述，全身组织都是有机的联系，是完整的不可分离的。

熟悉五脏功能之外，还须明白五脏的性质，这种性质好像一个人的性格，根据它的性质来调整其失却平衡所产生的病变，可以证明是完全正确的。例如：肝的性质喜条达，心的性质喜宣明，脾的性质喜健运，肺的性质喜清肃，肾的性质喜润下。在治疗上就有一个规律：肝欲散，宜食辛以散之，肝苦急，宜食甘以缓之；心欲软，宜食咸以软之，心苦缓，宜食酸以收之，脾欲缓，宜食甘以缓之，脾苦湿，宜食苦以燥之；肺欲收，宜食酸以收之，肺苦气上逆，宜食苦以泄之；肾欲坚，宜食苦以坚之，肾苦燥，宜食辛以润之。

根据五脏生理的正常活动现象和某种反常情况结合起来，可以探测内脏的病理变化，前人对这方面曾有很多的经验。如上所说，心藏神，多笑知其神有余，悲哭知其神不足；肺主气，咳嗽气喘知其气有余，少气呼吸不利知其气不足；肝主血，易怒知其血有余，恐怯知其血不足；脾主形，腹胀、小便不利知其形有余，四肢不用知其形不足；肾主志，腹泻胀满知其志有余，厥逆知其志不足。又如：胸腹胀满，语声重浊不清，知其中焦积湿；语言低微，不能接续，知其气分极虚；言语不避亲疏，衣被不自盖覆，知其神识已乱；大便泄泻无度，知其大肠不固；小便不禁，知其膀胱不能约束。还有如：头为精明之府，头垂不举，目陷无光，知其精神极疲；背为胸中之府，背部伛偻，两肩下垂，知其脏气无力；腰为肾之府，腰痛不能转侧，知其肾脏已虚；膝为筋之府，关节屈伸不利，行走俯伏，知其筋腱无力；骨为髓之府，不能久立，行立振掉，知其骨弱不强。诸如此类，所谓有诸内者形乎外，故可从外部来探知其内情，在临症上有很大帮助。

二、十二经脉（包括奇经八脉）

十二经脉与脏腑有密切联系，脏腑也需要它来和各个组织取得密切联系，这就是经络。经络是经脉和络脉的简称，经脉上下直行，络脉左右横行，用粗浅的比喻来理解，经似地上的长江大河，络似江河之间的溪流沟渎，上下衔接，左右贯通，好像一个环子，周流不息，循行无端。

经络相当复杂，主要的有十二支，称做正经，即手太阴肺经，手少阴心经，手厥阴心包络经，是为手三阴经；手太阳小肠经，手少阳三焦经，手阳明大肠经，是为手三阳经；足太阴脾经，足少阴肾经，足厥阴肝经，是为足三阴经；足太阳膀胱经，足少阳胆经，足阳明胃经，是为足三阳经。这十二经的循行路线，有一个简单的口诀："手之三阴，从脏走手，手之三阳，从手走头；足之三阳，从头走足，足之三阴，从足走脏。"就是手阴经从胸走手而交于手阳经，再由手阳经从手走头而交于足阳经，再由足阳经从头走足而交于足阴经，再由足阴经从足走内脏而交于手阴经，成为一个循环。把十二经分开来说，由手太阴而手阳明，而足阳明，而足太阴，而手少阴，而手太阳，而足太阳，而足少阴，而手厥阴，而手少阳，而足少阳，而足厥阴，而手太阴。这样，循环不息地由阴入阳，由阳入阴，从表走里，从里走表，自上而下，自下而上。

一般以为经络适用于针灸，殊不知经络由于循行全身，很自然地把全身划分为若干区域，并建立起体表和内脏的表里关系，因而可从某一区域内所发生的症状，测知发病的经、脏，并能根据这一经、脏来进行治疗，所以在内科临症上也占重要地位。例如十二经的发病：肺手太阴经发病常见喘咳，缺盆中痛，两手交心，臑臂内侧前缘痛厥，掌心发热；大肠手阳明经发病常见齿痛喉痹，肩前臑内作痛，食指痛不能动；胃足阳明经发病常见鼻衄，口㖞，唇内生疮，膝膑肿痛，沿膺乳股胫外侧足背皆痛，足中指不能屈伸；脾足太阴经发病常见舌本强硬，胃脘痛，股膝内侧发肿厥冷，足大趾不能运用；心手少阴经发病常见心痛，胁痛，臑臂内侧后缘痛厥、掌心发热，小肠手太阳经发病常见咽痛，颊肿，肩臑、肘臂外侧后缘疼痛；膀胱足太阳经发病常见头痛，项强，腰脊痛，尻腘腨足等部均痛，足小趾不用；肾足少阴经发病常见咽肿，烦心，脊股内侧后缘疼痛痿厥，足心热痛；心包手厥阴经发病常见手心热，肘臂拘挛，腋下肿，胸胁胀满；三焦手少阳经发病常见耳聋，喉痹，颊痛，耳后、肩臑、肘臂外侧均痛，无名指不用；胆足少阳经发病常见头痛，眼外角痛，腋下肿，胸胁髀膝外侧直至胫骨外踝前皆痛；肝足厥阴经发病常见喉干，胸满，疝气，遗尿，或小便不利。以上十二经病症，均可就其何处痛，何处热肿，分别治疗所属的各经、脏，了若指掌。

十二经有别行的一部分，出入阴经和阳经之间，作为中途联系的通路，比较络脉为深长，称做“经别”。经别之外，又有循行体表不入内脏，起于四肢末梢，行于四肢腕、肘、腋、踝、膝、股之间，与经别走入深部恰恰相反的，称做“经筋”。还有十五络为经脉传注的纽带，络和孙络错综分布于诸经之间。

十二经称为正经，与它相对的有“奇经”，包括督脉、任脉、冲脉、带脉、阳跻脉、阴跻脉、阳维脉、阴维脉、称做奇经八脉，可补正经的不足。八脉中督脉沿脊内行于身后，主一身之阳；任脉沿腹内行于身前，主一身之阴；冲脉走腹内散于胸中，为十二经的冲要，皆起于会阴部，所谓一源而三歧；带脉则环绕季胁下，犹如束带，总约诸经；跻有跻捷的意义，其脉行于肢体外侧称阳跻，行于内侧的称阴跻；维有维系的意义，维系诸阳经的为阳维，维系诸阴经为阴维。八脉中督脉、任脉和十二经相合，称为十四经，最为重要。

十四经各有穴位，穴有孔隙的含义，故也称“孔穴”。这些穴位联属在一定的经脉上，为脏气输出而聚集于体表的部位，故又称“腧穴”和“经穴”，腧即转输的意思，因而或作“输穴”，并简写为“俞穴”。十四经共有三百六十多穴，各有专名，兹简单地介绍各经起止穴位和总穴数如下。

1. 手太阴经　起于中焦中府穴，止于拇指少商穴，共十一穴。

2. 手阳明经　起于食指商阳穴，止于鼻旁迎香穴，共二十穴。

3. 足阳明经　起于目下承泣穴中，止于次趾厉兑穴，共四十五穴。

4. 足太阴经　起于大趾隐白穴，止于胸胁大包穴，共二十一穴。

5. 手少阴经　起于胸中极泉穴，止于小指少冲穴，共九穴。

6. 手太阳经　起于小指少泽穴，止于耳前听宫穴，共十九穴。

7. 足太阳经　起于眼内角睛明穴，止于小趾至阴穴，共六十七穴。

8. 足少阴经　起于足底涌泉穴，止于巨骨下俞府穴，共二十七穴。

9. 手厥阴经　起于胸中天池穴，止于无名指中冲穴，共九穴。

10. 手少阳经　起于无名指关冲穴，止于眼外角丝竹空穴，共二十三穴。

11. 足少阳经　起于眼外角童子髎穴，止于小趾、次趾窍阴穴，共四十四穴。

12. 足厥阴经　起于大趾大敦穴，止于胸中期门穴，共十四穴。

13. 督脉　起于尾骶端长强穴，止于唇内上龈龈交穴，共二十八穴。

14. 任脉　起于两阴间会阴穴，止于唇下承浆穴，共二十四穴。

脏腑与经络，在生理方面有不可分割的关系，喻嘉言曾说:“治病不明脏腑经络，开口动手便错。”但明白脏腑经络以后，又究竟如何来应用于临症呢？现在举肝作例子来说明。从脏腑和经络的生理和病理方面，对于肝病的认识可分如下数项。

1. 依据“肝藏血”，又“其化为荣”。认识到贫血症与肝有密切关系。

2. 依据“肝者罢极之本，魂之居也”，又“谋虑出焉”。认识到肝病与疲劳和情绪极有关系。

3. 依据“肝者将军之官”，又“在志为怒”。认识到肝气善于横逆冲激。

4. 依据“其性为暄”又“此为阴中之少阳”。认识到肝病能发生“火”的症状。

5. 依据“风气通于肝”，又“其用为动”。认识到肝病又能发生“风”的症状。

6. 依据“春三月此为发陈，逆之则伤肝”，又“其令宣发”。认识到肝病会有气血不能条达和郁结的现象。

7. 依据“肝开窍于目”，又“其华在爪，其充在筋”。认识到肝病能影响眼目和筋膜。

8. 依据“肝足厥阴之脉，循阴股，入毛中，过阴器，抵小腹，上贯膈，布胁肋，循喉咙之后，上出颃颡，连目系，上出额，与督脉会于巅”。认识到肝病又可影响到头面、巅顶、胁肋、小腹、前阴和下肢等部。

此外，依据五行生克规律，“水生木、木克土”。认识到肾阴亏乏能生肝病，肝病易使脾胃受害，因而有阴虚肝旺，肝胃不和等名称。这样，根据肝脏和肝经的生理功能及病理变化去认识肝病，就成为治疗肝病的一套理论。以此作为依据，从而分析症状，考虑治法，都可头头是道了。

三、气　血

气和血并重，更把气作为血的统帅，这是中医生理上的一种认识方法。气的名称相当多，有元气、真气、精气，这些都是指整个人体内气血和其他物质及能力，名虽异而实为一种。另有阳气、阴气之称，这是从元气内分别两大作用，说明一种能保卫体表，另一种能保持精力不使亏耗，故也叫真阳、真阴。还有宗气、中气，是指元气中有一部分属于上焦肺，另一部分属于中焦脾胃，所以亦叫肺气、胃气。概括的说，均为元气。

气血的气，有些地方代表能力，有些地方代表物质，因而有气属无形、血为有形的说法。我们的体会，前人把气和血对待提出，血是物质，气也应该是物质，气所发生的作用就是“能力”。血液循行脉内全身受其营养，气能改善血液的功能和帮助血液的正常运行，二者是构成人体正常生理活动的重要因素，《内经》说：

"血主濡之，气主煦之。"这就说明二者是绝对不能分离的。假使气受到心理上、环境上的刺激，无论情志方面的喜、怒、哀、乐，气候方面的冷、热，以及工作方面的劳逸，都会影响到血。因此，前人特别重视气，称做"气为血帅"，又说："百病皆生于气"。

一般的说，血分病虽当用血分药治疗，但还有理气和血、行气逐瘀、血脱益气等治法，这是因为气行则血行，气滞则血滞，要使血液循行正常，先使气机舒畅；要使瘀血排除，先使气分通利。在出血不止的症候，还能用补气药来帮助收摄；严重的贫血症，根据阳生则阴长的道理，同样需要用补气药来加速恢复。这些方法，在临症上都是很有效的。

中医临症时所称的气，多数是指脏腑机能的障碍，或消化不良等产生的气体。常见的如胸膈痞闷，胁胀脘塞，筋脉不舒，腹内攻冲响鸣，用气滞、气壅、气郁、气积、气聚、气闭等名词，作为病理的解释。发生这些症状的病症，也就多用气字为病名，如气厥、气膈、气胀、气臌、气呃、气淋、气秘、气瘿、气疝和肝气、胃气痛等等。举例来说，临症所见的厥症、膈症、臌胀病等，它们的成因有多种，其中属于气分酿成的，只要调畅气机，症状就能消失，因而又有舒气、疏气、调气、理气、行气、散气、顺气、降气、破气等多种治法。所以生理上所说的气和病理所说的气意义不同，应予区别。

血液的作用，《内经》上指出："目受血而能视，足受血而能步，掌受血而能握，指受血而能摄。"说明全身都靠血液营养，所以又说："以奉生身，莫贵于此。"在生理方面，特别指出："心生血，肝藏血，脾统血。"

凡是心脏衰弱或血亏，循行失调，会出现心悸、惊惕，脉来歇止；当精神过度刺激影响“肝藏血”的职守，容易引起吐衄；在脾脏功能发生病变，也会失其统摄作用，产生大便出血和妇女月经过多及崩漏等症。治疗上常用的和血、养血和引血归经方法，大多是针对心、肝、脾三脏而用的。对于虚损症采用治疗心、肝、脾的方法不能收到效果时，又把目标移转到肾，着重“先天”，如《圣济总录》所说：“嗜欲不节，劳伤肾气，精血耗竭，脏腑虚损，血气不能充养。”

血液得寒则凝滞，得热则妄行，这寒和热包括外界的寒邪和热邪，饮食的寒凉和辛热，以及体质的偏寒、偏热和肝火偏旺等。故血病主要分为瘀血和出血，当然与气也有密切关系。血虚多起于疲劳过度、创伤出血过多和病后及妇人产后，当已经成为血虚症时，就须从心、肝、脾三脏治疗，必要时并应进一步从肾脏治疗。

四、精 气 神

精、气、神，中医称为三宝，就是说明这三者对于人体极为重要。气在上面已经说过，现在先谈精，精是人体生长、发育以及生殖能力的物质基础。中医把精归于肾脏，《内经》说：“肾者主水，受五脏六腑之精而藏之。”又说：“肾者主蛰，封藏之本，精之处也。”又因“两精相搏，合而成形”和“人始生，先成精”，然后脑、髓、骨、筋 脉、皮肉、毛发等形体组织逐渐生成，精为生命的基础，所以称肾为“先天”。待到出生以后，便靠饮食来给养，这是脾胃的作用，故称脾胃为“后天”，并在临症上认为先天不足，可用后天来调养。

精，对于体力有密切影响，故患有遗精的人，多呈腰痠、背痛、足软、腿弱；严重的神疲力乏、气短、肌肤不润泽、耳鸣、目无精光、不能久立，称做“精极”。由于肾主藏精，一般对上述症状称之为肾亏，以补肾为主。

必须指出，中医书上有很多地方是指广义的精，就是指人体的精气。如《内经》说:“精气夺则虚。”又说:“精气竭绝，形体毁沮。”在疾病方面，如说“冬不藏精，春必病温。”及“尝富后贫，名曰失精”等等。也有单指一种物质的，如说:“热者邪气也，汗者精气也。”这些都不能和狭义的精混为一谈。

次谈神，前人认为人体的各组织都是有形的，还有一个高级的、无形的一种能力在主持活动，称它为“神”。假使神能充旺，内脏和形体就活泼，神一涣散，一切不起作用了。神在内脏方面的活动，《难经》上曾指出:“脏者人之神气所舍藏也，肝藏魂，肺藏魄，心藏神，脾藏意与智，肾藏精与志也。”可知中医所说的魂、魄、意、志等是用来区别各脏的活动现象的，名称虽有不同，总的说来只是一个神。由于心脏统率内脏，故一般以心脏的神来概括其它四脏的神，而且彼此之间有密切关系。《内经》说:“生之来谓之精，两精相搏谓之神，随神往来者谓之魂，并精而出入者谓之魄。所以任物者谓之心，心有所忆谓之意，意之所存谓之志，因志而存变谓之思，因思而远慕谓之虑，因虑而处物谓之智。”这一系列的思想意识活动，都是神的作用。

神发生病变，便会产生胸膈烦闷，两胁不舒，精神不能自主，手足无力，狂妄不识人，记忆力衰退，前阴萎缩，腰脊痠痛不能俯仰转侧等一系列的症状。成方中如朱砂安神丸、琥珀定志丸等，均是治疗这种病的。但是，神不空空洞的，需要物质来营养，《内经》所说：“五味入口，藏于肠胃，味有所藏，以养五气，气和而生，津液相成，神乃自主。”这就在治疗神病时候，不能单靠安神定志，必须结合养血、补气等方法了。

精、气、神三者有着链锁性的关系。气生于精，精化为气，精气充盛，神自活跃，反之，神不充旺，定然精气不足。同时神如活动过度，也能影响精气，从而使形体衰弱。所以在养生和治疗方面，又须互相照顾。

五、津　液

津和液是两种不同性质的液质，但不等于一般所说的水分。《内经》指出："三焦出气，以温肌肉、充皮肤为津，其留而不行者为液。”故津液亡脱，在津为腠理开、汗大泄，在液为身体萎枯，毛发憔悴，耳鸣、胫痠，骨属屈伸不利。

津液可以转化为血，故《内经》说："夺血者无汗，夺汗者无血。”因而中医有津血同源的说法，理由是亡血有吐、衄、便、溺四大症，亡津亦有呕、吐、消、汗四大症。吐血出于贲门，与呕吐同；鼻衄名为红汗，与汗出同；便血出于大肠，与下利同；溺血出于胞中，与下消同。两者相比，性质相似。故保津即所以保血，养血亦可以生津，临症上常把亡血和亡津液并提，在《伤寒论》上主张亡血家不可发汗，在“温病学”方面主张留得一分津液便有一分生机，两者的见解是一致的。

津液也能化为汗、涕、泪、涎、唾，主要是属于肾脏，故称肾主五液。脾阳虚弱的人，津液不化，还能凝聚成痰饮，痰饮内阻，津液无以上升，口干不欲饮，当用温药和之。

临症上常见的津液缺少症状为口渴，多由热性病引起，常用的生津药，为石斛、麦冬、玉竹、天花粉一类。但轻浅的口渴不一定用生津药，清热则津自回转，生津药性多黏腻，用时应考虑有无流弊。口渴严重的非生津能治，又当进一步与养血、养阴同用。

第四节　病　　因

一、外　　因

病因就是致病因素，分为内因、外因、不内外因三种。凡病从外来者为外因，病从内起者为内因，不属以上范围内的如意外创伤和虫兽伤害等为不内外因。

外因方面以六淫为主，即风、寒、暑、湿、燥、火。寒、暑、燥、湿、风本为一年四季的常气，春主风、夏主暑、长夏主湿、秋主燥、冬主寒，在正常的情况下称为五气。又因暑即是热，热极能化火，其余风、湿、燥、寒在一定条件下亦能化火，因而又将“火”加入，一般称作“六气”。六气本为正常气候，亦称“正气”，如果非其时而有其气，便是反常气候，就叫“邪气”，如风邪、暑邪、湿邪之类，又因这种现象都是越出常轨，故又叫“六淫”。

六淫是外感的主要因素，当人体内外环境失调时，感受六淫后即能发病。其中除暑和燥二气在夏秋季节外，风、寒、湿、火四季均能发现，故外感病因又以这四气为最多。

1. 风　风性多动善变，流行最广，常因季节不同，跟着气候转化，而有风温、风热、风寒之异。又常与其它邪气结合为风暑、风湿、风燥、风火等，故前人称风为百病之长。

感染风邪发病，轻者在上焦气分为伤风，出现恶风、发热、头痛、鼻塞、流涕、咳嗽、声重。重者在经络脏腑为“中风”，出现口眼㖞斜，语言謇涩，半身不遂，猝然倒仆，轻微的移时即能苏醒，严重的不省人事。但这种“中风”（中医称之为“真中风”）与由于内因引起者不同，必有“发热或不发热、有汗或无汗”等表症可辨。

风从内生的，多由阴血亏损或痰火热甚所造成，使人昏厥、惊搐、晕眩、麻木、角弓反张等，虽似风的症状，但与外风截然不同，称做“内风”。

2. 寒　寒为阴邪，性主收引。伤于体表者为伤寒，呈现恶寒、发热、头痛、身体疼痛、脉象浮紧、舌苔白腻等症状。直接伤于里者为“中寒”，呈现呕吐清水、腹痛、肠鸣、大便泄泻，并有严重的肢冷、脉伏。

祛散寒邪，只有辛温一法，但伤寒以解表为主，中寒则宜温中回阳。伤寒传变可以化热，不能固执温散，中寒很少化热，且常使阳气日渐衰退。

寒邪最易伤阳，而阳气衰弱的亦能产生寒象，如呕吐、腹痛、泄泻、肢冷等症，这是寒从内生，故称做“内寒”。由于这种寒根本上由于阳虚引起，故治以扶阳为主，与中寒的温法有所区别。

3. 暑　暑是夏令的主气。根据《内经》说：“在天为热，在地为火，其性为暑。”又说：“先夏至日为病温，后夏至日为病暑。”可知暑病就是热病，仅是季节上的分别而已。故感受暑热，多见壮热、口渴、心烦、自汗等热症，由于暑热伤气，影响心脏，又常兼见喘喝、脉洪而虚。

暑热夹风伤表，影响上焦，类似风温症初起，有恶风、身热、口渴、自汗等症。倘在烈日下长途奔走，或在田野劳动，感受暑热，则身热口渴，头痛，气粗，体重肢软，精神倦怠，小便短赤，这就称为中暑，也叫中暍。体质素虚，过度劳累，汗多心弱，亦能头晕，心烦，倒地不省人事，冷汗不止。

中暑是热症，多因动（如烈日下劳动奔走）而得之，阳主动，故也称阳暑；相反地，暑令有静而得病的，即避暑于凉亭水榭，或贪凉露宿，迎风裸卧，因而发生恶寒、发热、头痛、无汗等症，或因恣啖生冷，再加上腹痛、泄泻的，就称做阴暑。阴暑实际上是一个寒邪症。

暑热之气最易伤气伤阴，稽留不解，能使阴液耗伤，精神疲惫，有如虚痨，称为暑瘵。

暑热往往挟有湿气，这是由于天热地湿郁蒸的结果，或多啖瓜果，内先积湿，再感暑邪，则暑湿愈盛。故暑症常兼胸闷、呕恶等症，前人有治暑必兼治湿的说法。

4. 湿　湿为重浊之邪，黏滞难化。在外因中多指雾露或天雨潮湿，感受者发为寒热，鼻塞，头胀如裹，骨节痠疼。也有因坐卧湿地，居处潮湿，或水中作业，汗出沾衣，湿邪由皮肤流入肌肉、经络，则发生浮肿和关节疼痛重着等症。

嗜食膏粱厚味，或过食生冷瓜果、甜腻食品，能使脾阳不运，湿自内生，称做内湿。内湿在上则为胸闷、气分不畅、痰多；在中则为脘痞、呕吐、饮食呆减、消化不良；在下则为腹满、溲少、大便泄泻；也能上至头为面浮，下至足为脚肿，流窜肌肉经络为四肢痠痛。

湿属阴性，与风邪结合为风湿，与寒邪结合为寒湿，比较易治，若与热邪结合为湿热，则如油入面，急切难解。湿和热性质不相同，湿热病的症状亦多矛盾，例如湿温症身热，足冷，口渴喜热饮，舌苔厚腻而黄，治疗时必须双方兼顾。

5. 燥　燥为秋季主气，亦称秋燥。外感秋燥之邪多在上焦，类似伤风，表现为微寒微热，头痛，口干，唇干，鼻干，咽喉干，干咳无痰，或痰少黏滞夹血，大便燥结等。

燥亦为火之余气，热病之后往往发现干燥现象。燥与津血又有密切关系，津血内亏，燥症易起。凡此皆属内伤，不同秋燥时气外乘，故秋燥当于甘凉剂中佐入微辛清泄，此则但宜甘凉清润。内伤燥症范围较广，在外则皮肤干糙，口唇燥裂，目涩，鼻孔觉热；在内则渴饮、善饥，咽干噎膈，便闭，尿黄短涩等。

过服温热之品，或用汗、吐、下法克伐太过，均能伤津亡液，出现燥象，并能酿成痿躄、痉病、劳嗽等重症。

6. 火　从外因方面来说，火是一种热邪，由风、寒、暑、燥、湿五气所化。及其燔灼则充斥三焦，表现为口臭，喉痛红肿，舌生芒刺，胸闷烦躁，口渴引冷，腹满溲赤，甚至发斑发疹，神昏狂乱，迫血妄行，有如燎原之势。

五脏亦能化火，称做五志之火。以肝胆之火（又称“相火”）最为多见，症现目赤，口苦，头昏胀痛，面红耳鸣，睡眠不安，乱梦颠倒，胸闷，胁胀，以及梦遗、淋浊等。不论五气化火或五志之火，多为实火，当用苦寒直折，不是一般清热剂所能治疗。

阴虚内热，出现潮热盗汗，面颊泛红，虚烦不眠，舌红光剥。或阳虚于下，火浮于上，出现牙痛、心烦、头汗、耳鸣等症，称为“虚火”。虚火是与实火相对而言，实火可泻，虚火当补，实火可降，虚火当引之归原。实火和虚火均有水亏现象，但实火多先火旺而后水亏，其势急；虚火则先水亏而后火旺，其势缓。

外感症由六淫引起，是指风、寒、暑、湿、燥、火之邪侵袭肌表的症候。另有直接侵害内脏的如中寒等，虽属外邪不能认作外感病。同时如内风、内寒、内湿，以及津血内亏之燥，五志内郁之火，虽与六淫的名称相同，但性质不同，应加严格区别。特别是对于外因和内因错杂并见的症候，如外寒和内湿兼病及外寒和外湿兼病，同属寒湿二邪，治法各异，必须分辨清楚。

疫疠之邪，亦为外来致病因素之一。疫是互相染易，不问大小，病状相似，即传染的意思；疠是指自然界一种毒戾之气，危害健康最大，不同于普通的六淫之邪。疠气的发生，多由淫雨、亢旱，或家畜瘟死，秽物腐败等酝酿所成。从性质上分为寒疫和瘟疫两项，多由口鼻吸受，直入肠胃，发病极速。

感染六淫之邪不即发病，经过一个相当时期方才出现病症，例如，冬天受了寒邪，到夏天才生温病；夏天受了暑邪，到秋天才出现暑病。这就称作“伏邪”。伏邪和新感相对，主要是从症状的表里、轻重和传变的迟速来鉴别。以温病为例：新感温病初起多表症，来势较轻，逐渐化热，由表入里，传变也比较慢。伏邪温病初起无表症，一发作后就显出内热甚重，有伤阴耗液的趋势，即使由于新感触动伏邪引发，初起虽有表症，但它的传变也特别迅速。

二、内　因

内因以七情为主，还有痰、瘀、寄生虫等，同为重要因素。

1. 七情　七情即忧、思、喜、怒、悲、恐、惊，《内经》上指出："怒则气上，喜则气缓，悲则气消，恐则气下，惊则气乱，思则气结。"又指出："喜伤心，怒伤肝，思伤脾，忧伤肺，恐伤肾。"据此，七情发病是一种情志病，是因于外界事物的刺激，使精神上发生变化。由于外界刺激的不同，精神的变化也有不同的反映。常见的症状，如抑郁不乐，喜怒无常，心烦意乱，惊惕善疑，失眠多梦，悲哀哭泣，不饥不食，胸闷太息，严重的神志恍惚，语言错乱，如癫如痴。

七情引起的病变，主要是气的变化，《内经》提出了气上、气缓、气消、气下、气乱、气结，后人根据这些理论又有气滞、气壅、气郁、气闭等名称。总的说来，七情的影响最先是气，气与血是不可分离的，故病情进一步就影响到血。气血受七情影响为病有虚有实，但在初期实多虚少，故以调达气血，使其舒畅和平，实为重要步骤。

七情变化既由外界刺激引起，似可作为外因，但是与一般的外因发病毕竟不一样。外因引起的只要去其外因其病即愈，七情已经在精神上起到变化，并使内在的生活情况改变，即使刺激不再存在时也不能立即恢复。

同样的七情病，由于刺激有强弱，在病症上就有显著的差别。同时，病人的体质和敏感性，对受病亦有极大关系，需要仔细观察。

2. 痰　脾阳衰弱，水湿不化，凝聚成痰；肺热煎熬津液，亦能成痰。痰与内脏的关系，以肺和脾最为密切。

痰的主要症状为咳嗽，阻碍气机肃降则为喘息；亦能流窜经络，出现手足麻木、舌强謇涩，瘰疬瘿瘤等症。若和其他因素结合，有寒痰、热痰、燥痰、湿痰、风痰等，则症状更为复杂了。

痰在病因中占有重要地位，除了因痰生病之外，很多病症均能引起痰浊，既有痰浊必须兼顾。显而易见的如伤风、伤寒，多有咳痰，疏散风寒剂中往往佐入化痰药。中风症尤以涤痰开窍为治疗要点。

3. 饮食　饮食为营养的泉源，但恣贪口腹，没有节制，运化不及，亦能致病。如胸膈痞闷，脘腹胀痛，吐逆吞酸，或引起寒热、头痛、泄泻的，称做伤食。

伤食，多成肠胃病。即《内经》所说的“饮食自倍，肠胃乃伤”。也有本身消化薄弱，不能多食，食后饱胀，稍进油腻，大便溏薄，中医称为脾虚。并以能食不消化为胃强脾弱，知饥不能食为脾强胃弱。

4. 虫　以蛔虫、蛲虫、寸白虫等肠寄生虫为常见。多由湿热素重、饮食不洁、杂进生菜瓜果和香燥肥甘等而成。

患有肠寄生虫病的症状，呈现面黄肌瘦，眼眶、鼻下黑色，鼻孔或肛门作痒，唇内生白点如粟粒，食欲减退或异常亢进，有的还嗜食生米、茶叶，腹内阵痛，面部变色。在小儿尤易酿成疳积，腹大坚满，俗呼疳膨食积。

痨瘵即传尸痨，由痨虫传染，病在于肺。症见咳嗽咯血，失音气促，骨蒸盗汗，面色㿠白，颧红如妆，伤人最甚。

病因虽分外因和内因，但不能把它们孤立起来看。中医分疾病为外感和内伤两大类，就以六淫和七情作为两者的主因，其实，外因不通过内因不容易侵害人体，同样地内因也往往由外因而引发。同时，除了发病的主因之外，还应当注意其他素因，如生活、营养、居住条件等，均有极大关系。

三、不内外因

疾病的发生，有意外损害，既不属于内因，又不属于外因，称为不内外因。

1. 房室伤　指色欲过度，精气受伤。不仅身体虚弱，还易招致病邪。其症状多为面色憔悴，神情忧郁，腰背痠痛，四肢清冷，梦遗滑精，阳痿早泄，因而引起心悸、盗汗、潮热等。

2. 金刃伤　指刀剑创伤或跌打损伤一类。主要是体表肿痛、出血，或筋伤、骨折、皮烂，或瘀血凝滞等。

3. 汤火伤　指汤水烫伤或火灼烧伤。

4. 虫兽伤　指毒蛇猛兽等咬伤，除了体表受到直接伤害外，还能引起不同程度的中毒。

5. 中毒　一般多指食物中毒或药物中毒，如《内经》所说:“诊病不问其始，忧患饮食之失节，起居之过度，或伤于毒，不先言此，猝持寸口，何病能中。”《金匮要略》也指出了“盐多食，伤人肺”及“矾石生入腹，破人心肝”等。

不内外因和内因、外因也有关系，譬如刀伤后外邪再从创口侵入，能发生严重的破伤风症。所以三因中任何一因，都不能把它孤立起来。

三因之说，最早见于《金匮要略》：“千般疢难，不越三条：一者，经络受邪入脏腑，为内所因也；二者，四肢、九窍、血脉相传，壅塞不通，为外皮肤所中也；三者，房室、金刃、虫兽所伤，以此详之，病由都尽。”后来陈无择作《三因极一病证方论》（简称《三因方》），指出：“一曰内因，为七情，发自脏腑，形于肢体；二曰外因，为六淫，起于经络，舍于脏腑；三曰不内外因，为饮食、饥饱、叫呼伤气，以及虎狼毒虫、金疮、压溺之类。”以上二说虽然同样分为三因，意义并不一样。《金匮要略》以外邪为主，认为伤于皮肤和血脉为浅，即为外因；由经络入脏腑为深，即为内因。是以病症的部位浅深分内外，不是从病因上分内外。三因方则以天人表里立论，以六淫侵害、病从外来者为外因；七情所伤、病从内生者为内因；而以饮食饥饱等与六淫七情无关者为不内外因。从病因来说，当以三因方的分类较为明确，他在每类之后，还有论有方剂，可以采作参考资料。

四、三因括约

病之来，必有因，一个原因可以生出多种不同的病，而同一病症也可由各种不同的原因造成。所以中医有“异病同治，同病异治”的特点，一个药方能治几种不同的病，有时在一种病上又必须用几个药方来治疗。例如同一热邪，有的表现为发热，有的咳嗽，有的失血，只要求得是热邪，病症虽异都能用清凉剂；又如同一发热，有因热邪、因寒邪、因血症而起的，发热虽同而所以引起发热的原因不同，就不能专用清凉剂退热了。这是说明病因对于治疗的重要性，故治疗任何一种病，首先要把原因弄清楚。

为了便于初步掌握病因，我想把内因、外因和不内外因加以合并和补充，提出十三个纲要，即：风、寒、暑、湿、燥、火、疫、痰、食、虫、气、血、虚，并综合地结合一般治法，加以说明如下。这当然是不够成熟的，而且必须在了解三因以后才能应用，但对临症上尚有一定的帮助。

1. 风　轻者伤于表，症见鼻塞声重，时流清涕，咳嗽；稍重则身热头痛，自汗或无汗。重者中于里，在经络为口眼㖞斜，手臂麻木，肌肉不仁，身体重着；在脏腑为口流痰涎，舌强语謇，昏不知人。

风邪从外来，必须驱之外出，治法不离辛散。在表宜宣肺疏风，在里宜追风达邪。至于治中风症而用滋阴熄风、涤痰或降火诸法的，乃属类中风的疗法，当于因虚、因痰、因火各因中求之。

2. 寒　伤于表，症见恶寒身热、头项强痛、体疼、无汗；中于里为呕吐、泄泻、腹痛、四肢厥冷。

寒邪亦为外邪，但性寒易伤阳气，故在表用辛温疏解，在里当温中，倘表里同病，则温中散表并用。

3. 暑　轻者，症见身热汗多，烦渴，倦怠少气；重则为昏倒，壮热，身软，汗出、气粗。

暑虽外邪，性热耗气，不当发汗。轻症宜宣热却暑，重症宜清心涤暑。暑与热的差别在于暑夹湿气，故常佐芳香之品。倘由于贪凉、饮冷而招致的阴暑病，根本上是一种寒症，可参照寒邪治疗。

4. 湿　表湿，症见寒热、头胀如裹、胸闷、体重；内湿，在中焦为胸闷、舌腻、脾胃不和；在下焦为泄泻、足肿，小便不利。积湿成水，则腹部肿胀，或流溢皮肤为上下浮肿。

湿系重浊有形之邪，用芳香可以化湿，苦温可以燥湿，风药可以胜湿，利尿可以导湿，通便可以逐湿。故在表宜发汗祛湿；在中焦轻者宜芳香化湿，重者宜温燥湿浊；在下焦宜渗利膀胱或攻逐积水。湿与热合，成为湿热症，治法不离清热化湿，就须衡量湿重热轻或热重湿轻而随症使用。

5. 燥　秋燥伤表，症见微热，干咳、鼻燥、口干。津液枯燥，伤于内，则为口干、消渴、唇燥皲裂、大便闭结。

在表宜辛甘微凉，轻宣上焦；在内宜甘凉清润，滋养肺胃。倘阴血枯燥而现动风症状，则应列入虚症范围论治。

6. 火　邪热燔灼，症见壮热，口臭，腹满便结；邪火郁结不发，则症见烦闷、头胀、喉肿、牙痛；君火上亢，则症见烦躁不寐，舌尖红绛；相火不静，则症见头胀耳鸣，梦遗；虚火内燔，则症见潮热盗汗，面部泛红等。

火性炎上，其用为热，治法以清降为主。实火宜承制，郁火宜宣发，君火宜宁静，相火宜苦泄，虚火宜潜养。因火而热，因热而燥，明了火和燥，热已包括在内。

7. 疫　寒疫，症见背寒头胀，胸闷、手麻；温疫，症见壮热神昏，咽痛、发斑。

疫症不循经络传变，虽有表里之分，大多邪伏中焦，治宜辟秽温化，或清瘟败毒。

8. 痰　风痰，多见咳嗽恶风；痰热，多见咳嗽口干；湿痰，多见咳嗽呕恶；痰饮，多见咳嗽气短；痰水停积，多见咳嗽胸胁作痛；痰气凝结，多发瘰疬等。

痰的生成，不外湿聚、热炼而成。湿宜健脾化痰，热宜清肺化痰。然后再依具体情况，加以分别治疗：外感用宣散，痰饮用温化，痰水停积用泻下，痰核瘰疬用消磨耎坚。痰的症状在外感和内伤症中经常出现，或作主症治，或作兼症治，随症斟酌。

9. 食　伤食在胃，症见胸满吞酸，噫出腐气；在肠则为腹痛泄泻。

食滞内阻，以消导为主，在胃宜消运，在肠宜导滞。因伤食而引起的其它病症，如痢疾等治法均不例外。

10. 虫　虫症多见心嘈，腹痛阵作，面色萎黄，甚则腹部膨胀如鼓。

有虫当予杀虫，一般多用杀虫剂治疗，亦有用辛酸苦降合剂，使虫萎靡致死。

11. 气　气滞，症见忧郁、恼怒、胸胁不畅、脘腹胀满；气逆，则症见胸宇堵塞、呼吸短促；气浮，则症见心悸、惊惕、神思不安；气陷，则症见委顿困倦、四肢无力、腹内常有下坠感。

中医对于气分病是极为重视的，《内经》说："百病皆生于气。"气滞宜疏利，气逆宜肃降，气浮宜镇静，气陷宜升提。一切血病往往由气分引起，或虽不因气分引起而须从气分治疗的，均宜密切注意。

12. 血　血热，症见妄行溢出之症；血寒，多见凝滞之症；血瘀多见癥积、月经闭阻。血不固摄，多见吐衄、崩漏不止。

血宜循行通畅，血病则不是流溢妄行，即是凝滞不行。行者当止，宜清凉，宜固涩；不行者当通，宜温和，宜散瘀。其有气虚不摄或气滞瘀阻者，宜参用益气摄血或理气去瘀法。

13. 虚　精虚，症见脑鸣，脊背痛，腰痠，脚软，阳痿早泄；神虚，为心悸，失眠，恍惚，健忘，不能思考；气虚，为音低，呼吸短促，常感胸闷、疲劳，自汗，消化迟钝；血虚，为头晕，脱发，爪甲不华，面色㿠白，形瘦，肤燥，月经量少色淡，或经闭不潮。

虚症当补，精虚补肾，神虚补心，血虚补肝，气虚补肺与脾。也可简分为阳虚和阴虚，阳虚则怕冷，少气，自汗，食减，大便溏；阴虚为骨蒸，怔忡，盗汗，遗精，经闭等。补阳宜甘温益火，补阴宜以甘凉滋水为主。

十三个纲要里，我们把七情分散在各方面，加入了气、血两项。气和血虽然不是病因，而且气和血的病变常由多种原因引起，但已经引起了气或血的病变，往往成为一个重要病因。比如因七情引起气郁，可以影响其它内脏产生一系列的病症，治疗上也以调气为主。所以《内经》对外感病指出风为百病之长，对内伤症又指出百病皆生于气。很明显，气在病理上也是病因之一。此外，又补充了虚作为原因，虚是其他因素所致的后果，然既成为虚也能产生其它病变。例如伤风发汗太多，造成阳虚，症见汗出不止，即当从虚治；久泻不止，造成脾肾两虚，此时，可以抛弃发病原因不管，而从虚治；其它疲劳过度、房室过度造成的虚弱，和一般病后、妇女产后的虚弱症，同样要从虚治。总之，因病可以致虚，因虚亦能致病，一到虚的地步，就成为一个病因了。

每个病因所引起的症状相当复杂，而且有的时候，病因和病症还有互为因果的情况。临症上变化虽多，能够抓住几个主要的纲，依据表里、虚实、寒热的辨症方法，将主因、主症分别清楚，从而按照主治加减，便不至茫无头绪。

第二章　法则之部

第一节　辨　　症

一、表里寒热虚实

每一个病，都有错综复杂的症状，要找到它的关键，掌握它的主要方面，必须懂得运用八纲。八纲就是阴阳、表里、寒热、虚实，为辨症的纲领，其中阴阳尤为纲领的纲领。表里、寒热、虚实，实际上是阴阳的演绎，亦称六变，它指示了病变所在的部位，病情的征象和邪正消长的变化。所以根据八纲来观察症候的全部情况，加以分析归纳，不难得出诊断结论。关于阴阳方面已在第一章叙述，兹再就六变的意义，说明如下：

1. 表里　表是外，里是内。从人体的内外来说，表是体表，包括皮肤、肌肉等组织；里是指内脏，包括脏、腑和脑等器官。因此病邪侵犯人体所出现的症状，如恶寒、发热、头痛、项强、身疼，四肢酸软，以及有汗、无汗等，症属于体表者均为表症；神昏烦躁，口渴胸闷，呕吐泄泻，腹痛腹胀等，症属于体内者均为里症。

风、寒等六淫之邪侵犯人体，首先伤于皮毛、经络，概称表症。因喜怒七情或饮食劳倦所引起的病，多自内生，故概称里症。这是辨别表里的概况。但表邪可以内传进入脏腑，则其所现的症状又为里症了。也有表邪虽已内传而尚未到里，称为半表半里症。表邪内传而表症仍在，称为表里同病。病邪由表入里，便是从外到内，在病为重为逆，例如伤寒病初起，寒热，头项强痛，都是邪在于表的症状；如果发热不退，症见口苦呕恶，或心胸满闷，或小溲短赤等，便知邪有入里的趋势；如见壮热口渴、烦躁谵语，或腹痛便闭，或大便泄泻，则明显地表示邪已入里。相对的，里症也有从里出表，在病为轻为顺，例如麻疹、斑疹，初起身热烦躁，咳嗽胸闷，等到皮肤出现红疹，症情便逐渐松弛了。因此，临症上分辨表里症，更重要的是注意其传变倾向。

2. 寒热　寒的症状为口不作渴，喜饮热汤，手足厥冷，无风恶寒，小便清长，大便溏薄，面色苍白，舌苔白滑，脉迟。热的症状为口渴饮凉，潮热，烦躁，小便短黄，大便闭结，面红目赤，舌苔黄糙，脉数等。这里可以看出病情的表现有寒和热两种不同的现象，辨别寒、热，就是决定用药或温或凉的一个关键。

寒症和热症有时不完全是全身症状，如发热是全身的，小溲黄赤可以与发热有关，也有仅属于膀胱有热。所以辨寒症和热症除一般者外，需要进一步分别上下。大概寒在上者，多为吞酸，泛清水，饮食不化，或心胸一片觉冷；热在上者，多为头胀目赤，咽喉肿痛，齿龈胀痛，口干喜凉。寒在下者，多为腹痛喜按，大便溏薄或泄泻，胫寒足冷；热在下者，多为大便困难闭结，小便浑黄，或短涩刺痛。这些症状，有的只见于上，或只见于下，有的上下俱热，或上下俱寒，有的上热下寒，或上寒下热。也有一个肠胃病中，能出现胃热肠寒，或胃寒肠热的现象，必须分析清楚。

3. 虚实　虚实是指正气和邪气两方面来说的。从人体说，指正气的强弱；从病情说，指邪气的盛衰。但在一般临症上，虚多指正气，实多指邪气，因正气充旺无所谓实，邪气退却无所谓虚，故《内经》上说："邪气盛则实，精气夺则虚。"虚症的表现，为神疲乏力，声音低怯，呼吸气短，自汗盗汗，头晕心悸，脉细微弱。实症的表现，为痰多气壅，胸闷腹胀，便闭或溏薄臭秽，脉洪滑大等。凡体壮新病，症多属实，体弱久病，症多属虚。患者体质和病理机转表现为有余、结实、强盛的，称为实症；反之，表现为不足、衰退、松弛的，称为虚症。

辨别虚实是攻邪和补正的根据。病有纯虚纯实者，辨别较易，治疗亦简单；有虚实错杂者，如正强邪实虽重能挽救，正虚邪实虽轻亦危殆。在每一个病的过程中，经常出现邪正消长现象，必须注意虚中有实、实中有虚、虚多实少、虚少实多等变化情况。例如外感风寒，恶寒发热，脉象浮紧，这是一个表实症；如果发汗后汗出不止，身热骤降，反而畏冷更剧，这是转为虚症的症象；或者恶寒退却，身热增加，口渴引饮，这是转为里症的症象。如果热病而现舌苔干糙，知其津液已虚；或者舌光红绛，知其阴分亦为邪热伤耗，不是单纯退热法所能治疗了。

表里、寒热、虚实，是一种症状的归纳方法，单看一个症状是没有意思的。因为每一个症状都能在两方面出现，譬如表症有怕冷，里症也有怕冷，虚症有怕冷，实症也有怕冷，寒症有怕冷，热症同样有怕冷。究竟属于哪一类型呢？必须结合多种症状来决定。所以把许多症状加以分析，就其性质上的类同联系起来，成为一个症候群，才能诊断它是表是里，是虚是实，是寒是热。

症状是属于表面的，症状里有很多是隐蔽的、虚伪的，称做假象。如以寒热来说，真寒应当脉沉细或迟弱，症见肢冷呕吐，腹痛泄泻，小溲清频，即有发热也不欲去衣被，这是浮热在外而沉寒在内的症象；真热应当脉数有力，滑大而实，症见烦躁喘粗，胸闷口渴，腹胀，大便闭结，小溲短赤，发热不欲盖被。假寒症是外虽寒而内却热，脉呈数象，身上怕冷而不欲衣被，或大便臭秽，或烦渴引饮，这种怕冷，就非寒象，而是热症，此即所谓热极反兼寒化，叫做阳盛格阴；假热症是外虽热而内却寒，脉呈微弱，或为虚数浮大无根，身上发热而神态安静，言语谵妄而声音低微，或似狂妄但禁之即止，或皮肤有假斑而浅红细碎，或喜冷饮而所用不多，或小溲多利，或大便不闭结，这种热象并非真热，而是寒症，即所谓寒极反兼热化，叫做阴盛隔阳。至于虚实方面，极虚也能有实象，便是假实；大实也能有虚象，便是假虚。故张景岳说："外症似实而脉弱无神者，皆虚症之当补；外症似虚而脉来盛者，皆实症之当攻。虚实之间，最多疑似，不可不辨其真。"这就说明了辨症的目的是在求得病的本质，要掌握真相，必须从多方面观察。

六变用阴阳来归纳，表为阳，里为阴；热为阳，寒为阴；实为阳，虚为阴。故有时候也把病态的动静和病情的进退，说成阴症和阳症，或说病在阳和病在阴，所以说阴阳为八纲的纲领。但在临症上常说的真阳虚和真阴虚及亡阳和亡阴，这就不是广义的名词，前人解释真阳、真阴皆属于肾，真阳即真火，真火虚者，右尺必弱，宜大补元阳，不可伤其阴气，忌凉润，恐助阴邪，尤忌辛散，恐伤阴气，只有甘温益火，补阳以配阴；真阴即真水，真水虚者，脉必细数，宜大补真阴，不可伐其阳气，忌辛燥，恐助阳邪，尤忌苦寒，恐伐元阳，只有纯甘壮水，补阴以配阳。至于亡阳和亡阴的辨法，也须仔细观察症象，如汗出身反恶寒，手足凉，肌凉汗冷而味淡微黏，气微，脉浮数而空，此为亡阳；身畏热，手足温，肌热，汗亦热而味咸，气粗，脉洪大无根，此为亡阴。亡阳和亡阴是严重症候，大多在高热熏蒸、发汗过多、或吐泻过度、失血不止等情况下出现，多属危象。

八纲辨症的内容，包括了体表和体内的关系，指出了病症的性质和发展情况。辨症的最后阶段是为了治疗，分辨表里可以定出或汗或下，分辨寒热可以定出或温或凉，分辨虚实可以定出或补或泻。但是汗法有辛温发汗，有辛凉发汗；下法也有凉下、温下，其它温法、凉法、补法、泻法，也都有不同的用法。如何来确定具体的治疗方针，非把表里、寒热、虚实结合不可。比如表症和寒症、实症结合，便是一个表寒实症，就是体表感受寒邪的实症，可以针对着用辛温发汗法；或者里症和寒症、虚症结合，便是一个虚寒里症，就是由于体内阳气衰微而造成的寒症，可以采用温补的方法。诸如此类，表里、寒热、虚实的结合，在临症上有八个基本类型：即表寒实症、表寒虚症、表热实症、表热虚症、里寒实症，里寒虚症，里热实症，里热虚症。在这基础上还能化出八个错杂的类型：即表寒里热症、表热里寒症、表虚里实症、表实里虚症、表里俱寒症、表里俱热症、表里俱虚症、表里俱实症。在里症范围内还有几个复杂类型，即上热下寒症、上寒下热症、上虚下实症、上实下虚症、真寒假热症、真热假寒症、真虚假实症、真实假虚症，以及半表半里症、寒热错杂症、虚中挟实症等。病症的变化尽管多，但不外表里、寒热、虚实已甚明显，所以只要能掌握这八个纲领，便可以弄清楚。

上述变化，有的是常见的，有的比较少见，有的彼此之间没有很大区别，有的虽类似但必须分别。由于辨症是一项复杂而细致的工作，因此不厌繁琐，再作说明，以便触类旁通，灵活运用。

1. 表寒实症　风寒侵犯体表。主症为恶寒、头痛、体痛，脉象浮紧，发热或未发热。

2. 表寒虚症　卫气不充。主症为恶风畏寒，易出汗，汗出更冷。

3. 表热实症　外感温病初起。主症为恶风或不恶风，发热头痛，自汗或无汗。

4. 表热虚症　即阴虚潮热一类。主症为午后肌热，掌心热，自汗出。

5. 里寒实症　寒邪直中内脏。主症为腹痛泄泻，严重的四肢逆冷，脉象沉伏。

6. 里寒虚症　多由脾肾阳虚引起。主症为气怯疲倦，四肢不温，大便不实，脉象微弱，舌质胖嫩而不红润。

7. 里热实症　外邪化热传里。主症为壮热，口渴烦躁，便闭溲赤，严重的神昏谵语。

8. 里热虚症　多由肝肾阴虚引起。主症为掌心热，头晕，口渴，心烦不眠。如果出现潮热，参看表热虚症。

9. 表寒里热症　外感寒邪，内有郁热。主症为寒热无汗、烦躁。又假寒症怕冷、不欲衣被、烦渴引饮，亦属此类。

10. 表热里寒症　寒积于内，热越于外，其热为假热，其寒为真寒。主症为身热不欲去衣被，畏风，泄泻，小溲清长。

11. 表虚里实症　多由发汗伤表，邪传于里。主症为汗出恶风，胸痞硬满，噫气，呕恶。

12. 表实里虚症　内伤之体，再感外邪；或表症误下，虽伤于里，表邪尚未内陷。主症为寒热，身体疼痛，气怯，脉象沉弱。

13. 表里俱寒症　寒邪伤表，复中于里。主症为寒热，腹痛，泄泻。

14. 表里俱热症　表邪化热传里，发热不退，反而增剧，参看里热实症。

15. 表里俱虚症　阴阳两亏。主症为多汗，畏寒，气怯，心悸，脉象结代。

16. 表里俱实症　外感寒邪，内停痰饮，或有宿食。主症为寒热，咳喘，或嗳腐，腹胀。又寒邪或热邪酿成的表里俱寒或表里俱热症，均属此类。

17. 上热下寒症　下焦有寒，上焦有热。主症为腹满足冷，口干，胸中烦热。又火不归元，浮越于上，症见足冷面赤，口干咽燥，亦属此类。

18. 上寒下热症　丹田有热，膈上有寒饮。主症为小溲短赤，痰多，胸中觉冷。

19. 上虚下实症　浊阴在下，清阳不升。主症为腹满泄泻，头晕目眩。

20. 上实下虚症　阳虚于下，痰饮阻上。主症为形寒足冷，尿频，咳痰，喘促。

21. 真寒假热症　参看表热里寒症。

22. 真热假寒症　参看表寒里热症。

23. 半表半里症　表邪传里而未成里症。主症为寒热往来，口苦，咽干。

24. 寒热错杂症　湿热内阻，或内有痰饮，表热内陷。主症为胸闷，口干不欲饮，小溲短黄，或烦热痞满，呕恶。

25. 虚中挟实症　体虚有邪，或邪恋正气渐衰，均属此类。参看表虚里实、表实里虚、上虚下实、上实下虚等症。

对于任何急性热病，或内伤杂症在其发展过程中，均可用上面这些方法来诊断。在急性热病方面，例如伤寒初起便是表寒实症；若汗出过多而损及阳气，便是表寒虚症；若寒邪化热传里，便是里热实症；苦传入半表半里之间，便是半表半里症；及至体力不支，而有泄泻肢冷，烦躁等症，则为里寒虚症或表热里寒症。又如肾泄（即五更泄泻）是里寒虚症；肺劳是里热虚症；痰饮咳嗽是上实下虚症。以上是八纲的综合运用，临症时就可根据这些来辨症论治，获得疗效。

二、六　经

六经的意义，是把人体分作六个区域，在这六个区域内出现的症候作为六个类型。这方法最早见于《内经》，到《伤寒论》更细致地作出了有系统的分析和归纳。六经的名称为太阳、阳明、少阳，称作三阳；太阴，少阴，厥阴，称作三阴。分析归纳症状时，就根据其不同性质，凡呈亢奋现象的列于三阳，呈衰退现象的列入三阴。六经辨症，不但广泛地被用于外感病，而且内伤杂症也有很多地方可以引用。

1. 太阳脉症　症见发热恶寒，头项强痛，身疼腰酸，无汗，脉象浮紧。此为寒邪侵表的初期，概称太阳病。太阳病中有自汗、脉浮缓的称中风（即伤风）；伴有口渴而不恶寒，或恶寒轻微的则属温病。

2. 阳明脉症　外邪在太阳经不能及时解除，病邪向里发展。症见壮热，汗多，不恶寒，反恶热，口渴，脉象滑大。此时无形热邪弥漫肠胃，但肠内糟粕尚未成为燥屎，热而未实，称作阳明经症。若肠有燥屎，更见便秘、腹满，腹痛，烦躁谵语，甚至神志昏糊，热而兼实，称作阳明腑症。这是外感的第二期，邪已化火，具有一派热象，故称阳明病。

3. 少阳脉症　病邪从外传内，既不属于太阳表症，又不属于阳明里症，而在太阳阳明的中间阶段。症见寒热往来，一天反复数次，口苦咽干，目眩心烦，呕吐不欲食，脉象弦数。因其处于半表半里之间，故称半表半里症。

4. 太阴脉症　三阳病都有发热症，三阴病以虚症为主，一般没有发热，相反地多呈寒象。太阴病的症状为：腹满自利，或腹痛喜按，口不渴，手足温，呕吐，食不下，脉缓而弱。

5. 少阴脉症　症见恶寒，四肢厥冷，下利清谷，神疲欲寐，脉象微细。这是阳气虚弱所呈现的全身虚寒症。故少阴病比太阴病更严重一步。但少阴主水火，阳虚则从寒化，阴虚又从火化，因而除上虚寒症外，也有心烦、不得卧及热利、咽痛等内热症出现。

6. 厥阴脉症　厥阴病是外感病的末期，邪正抗争的最后阶段。症状多阴阳错杂，寒症和热症混同呈现，如口渴不止，气上冲胸，心中疼痛觉热，饥不欲食，有时呕出蛔虫。特别是以厥、热交替为特征。厥热交替，即四肢厥冷能自温暖，温暖后又厥冷，厥冷后又温暖。假使厥的时间多于热，或厥逆不复，预后不良；若热多于厥，厥去热回，是正气恢复，可望转机。

六经症状的出现，由于病邪的传变，这种由一经传变到另一经的现象，称做“传经”。传经与否的重要关键，决定于病邪和体力的对比。比如邪气盛，正气弱，传变的机会就多；正气盛，邪气微，传变的机会就少；还有体力强的传变多在三阳，体力衰弱的就容易传到三阴。所以传经不是六经皆传遍，有在太阳不传的，有仅传及阳明，也有传完三阳就痊愈的。

传经有一定的程序，即按照六经次序由太阳而阳明而少阳而太阴而少阴，终于厥阴，叫做“循经传”。也有不按次序，隔一经或两经相传，如太阳不传阳明而传少阳，或不传少阳而直传阴经，叫做“越经传”。越经传的原因，多由邪盛正虚，病邪乘虚窜入。此外，三阴病有不从阳经传入，一起即见太阴或少阴症状者，称做“直中”。直中的意思是病邪直接侵入，三阴都有直中的病变，但以太阴和少阴为多见。

六经各有主症主脉，临症上又往往错综出现，例如既有太阳表症，又有阳明里症；或太阳表症还没有完全解除，又出现了阳明里症。前者称做“合病”后者称做“并病”。它的区别是，合病为两经或三经同时受邪，不是传变所致，遇到这类情况，就称为太阳阳明合病、三阳合病等；并病为一经未退又传一经，必须前一经症状还在，而又具备后一经症状，遇到这类情况，就称为太阳阳明并病、阳明少阳并病等。

用六经来辨症的基本精神已如上述，它不仅说明了外感病发展过程中的一般情况，也说明了六经之间是一个互相影响的整体。这样，可以从全面来观察外感病的发生和变化，从而掌握治疗规律，成为辨症中的一个基本方法。要学习六经辨症，必须对《伤寒论》下一番功夫。《伤寒论》的注解有百数十家，各有特长，比较简明而又能提纲挈领的可阅读尤在泾注的《伤寒贯珠集》，此外，柯韵伯的《伤寒来苏集》将方证分类，加减变化，眉目朗然，也可作为参考。

三、三焦（包括卫气营血）

三焦辨症法是六经辨症法的发展，《温病条辨》一书就是运用这方法编写的。它的主要精神，是在热性病整个发展过程中辨别轻、重、浅、深。比如外感温病初起在上焦，病浅而轻，顺次传到中焦和下焦，就逐渐深入严重了。所以三焦这名词虽与脏腑中三焦的名称相同，但其意义和作用是有差别的。

1. 上焦症状　上焦指手太阴肺和手厥阴心包两个经、脏。肺司气而主皮毛，心包主血而通神明。温邪首先犯肺，症见微恶风寒，身热，自汗，头痛，口渴或不渴，咳嗽，脉浮滑数。假使热传心包，则见烦躁，口渴，神昏谵语，夜寐不安，舌色绛赤。一般温邪由肺传胃，即从上焦传入中焦，称做“顺传”，若迅速由肺传心包，即由气传血，称做“逆传”。

2. 中焦症状　中焦指足阳明胃和足太阴脾两个经、脏。阳明主燥，太阴主湿。上焦温邪传入阳明，症见壮热，多汗，日晡更炽，面目俱赤，呼吸气粗，大便闭结，小溲短赤，口干引饮，舌苔黄糙，或黑有芒刺。若传入太阴，则见身热不甚，午后较重，头胀、身重，胸闷不饥，泛恶欲呕，小便不利，舌苔白腻或微黄。在这时期，热甚或湿热熏蒸，皮肤出现斑疹或白痦，并狂妄谵语或神识似明似昧。

3. 下焦症状　下焦指足少阴肾和足厥阴肝两个经、脏。肾主阴，肝主血。温邪传到这阶段，往往从津枯液涸而进一步伤血耗阴。在肾为昼日较静，夜间烦躁，口干不欲多饮，咽喉痛，或生疮不能言语，下利，小溲短赤。在肝为厥热交替，心中疼热，懊侬烦闷，时作干呕，或头痛吐沫，嘈杂不能食。在上则口干糜烂，在下则泄利后重。或风动痉厥，囊缩、腹痛等。

把三焦辨症和六经辨症作一对比，不难体会三焦自上而下，是一个纵的关系，六经从表走里，是一个横的关系。假如把这两种方式联在一起，则纵横的交点，在三焦为中焦，在六经为阳明和太阴，原是一处。故温病的阳明症与伤寒的阳明症，温病的太阴症与伤寒的太阴症，本质上没有什么差别，尤其是寒邪化热后的阳明症与温病根本相同，仅温病的太阴症属于湿热，伤寒的太阴症属于寒湿，病邪有所不同而已。再从六经中的太阳来看，也不能离开上焦肺；同样，六经中的少阴和厥阴也就是下焦肝、肾。正因为此，三焦和六经虽然是两种辨症方法，各有突出的地方，也有共同之点，在临症上经常结合使用。

在运用三焦来辨症的同时，辨别卫、气、营、血也是极其重要的一环。卫、气、营、血是跟三焦来的，表示病变浅深的四个层次，所以习惯上称为卫分、气分、营分和血分。最浅是卫分，其次是气分，从此深入为营分，最深为血分。病邪的出入于卫、气、营、血和三焦的传变有密切关系。

1. 卫分症状　皮毛受邪，内合于肺，症见发热，微恶风寒，鼻塞，咳嗽，舌苔薄白等。上焦病初期皆属卫分，也就是表症。

2. 气分症状　表邪入里，症见壮热，口渴，脉象滑数或洪大，舌苔由白转黄。中焦阳明症状皆属气分，也就是里症。

3. 营分症状　邪在上焦而逆传心包，症见烦躁，神昏谵语，或邪在中焦而出现斑疹和神昏谵语等。这些症状，也就表示传营分。此时诊断上最可靠的症象，为舌质红绛。

4. 血分症状　热邪入血，症见狂妄、神昏谵语，痉挛抽搐，外有斑疹，内有吐、衄、便血，脉象细数或弦数，舌质深绛少液。这些症状，在三焦分症时，是属于下焦病。

三焦和卫、气、营、血的辨症方法，始于叶天士，他明白地指出："温邪上受，首先犯肺。"又说"卫之后方言气，营之后方言血。"在治疗方面更扼要地指出："邪在卫汗之，到气方可清气，入营尤可透热转气，入血乃恐耗血动血，直须清血散血。"由此可以理解三焦和卫、气、营、血有密切联系，都是中医的一套诊治方法。为了更明确它的意义，便于掌握运用，再作综合的解释如下。

在整个外感温病过程中，可分四个时期

第一、恶寒期：这是温病的最早阶段，先觉形寒怕风，微有身热或午后较高，兼见头痛、咳嗽，四肢酸痛，自汗或无汗，口干或不干，舌苔薄白。由于邪在上焦，上焦属肺，肺又主卫，故称上焦病，也即邪在卫分，与一般所称的表症同。既然邪在表分，应当疏散表邪，所以有一分形寒怕风，就有一分表症；即使形寒怕风已减，身热稽留而没有其它病变，还是属于上焦卫分。

第二、化热期：主要症状是形寒怕风消失后，身热增高，随着口燥，烦闷，小溲黄赤，或者咳嗽加剧，这是化热的开始，一般来说，热邪仍在上焦卫分。接着身热转炽，恶热，多汗，渴欲冷饮，脉象滑大，舌苔变黄，则热邪已从上焦转入中焦、已从卫分转入气分。中焦属胃，胃为阳明，治疗当用清热透邪为主。便闭的可用泻下法。

第三、入营期：热郁中焦，由气入营，开始舌质红绛，夜不安寐。有三种特征，即神昏谵语，斑疹或口鼻出血。此时温邪虽然仍以中焦为根据地，但已波及心包，心包属血，故称营分。温病至此，渐向恶化，实为病势进退重要关头，治宜清热之中加入凉血药，犹可望其回转气分。

第四、伤阴期：温邪经久，无不伤津伤阴，伤津多在中焦比较轻，伤阴多在下焦最重。肾阴肝血受损，舌光干绛，从而虚阳妄动，引起痉厥、四肢抽搐等症。此时也称作邪入血分。血分不是单指血液，包括真阴在内，故必须大剂滋阴潜阳。温病的死亡，以这一时期为最多。

如上所述，可以体会到：三焦是指发病的部位，卫、气、营、血是指病变的轻重浅深。论三焦不能与卫、气、营、血分开，论卫、气、营、血也不能与三焦分开；但是对上、中、下三焦部位和卫、气、营、血四个阶段的本身，应当划分清楚，在治疗上才不致模糊。

关于三焦辨症法，可阅读叶天士的《外感温病篇》（载《温热经纬》内）以及吴鞠通的《温病条辨》。

四、病　机

“病机”这名词见于《内经》，是一种症状分类法。《内经》在重视色脉等诊法的同时，也极其重视症状。病机是从复杂的症状中提出纲领，作为辨症求因的依据。所以说：“谨守病机，各司其属，有者求之，无者求之。”

《内经》提出的病机只有十九条，都是指的一般症状，不是固定的一种病。它所指出的病因虽以六淫为主，但也可以应用于其它杂症。如说：一般风症振颤晕眩，都属肝经。一般湿症浮肿胀满，都属脾经。一般痛痒疮疡，都属心经。一般气症喘逆痞闷和一般肺痿、气喘、呕吐等症，都属于上焦肺经。一般寒症收缩拘急和一般四肢厥冷，二便或闭或不禁等症，都属于下焦肾经。一般急性筋脉强直等症，都属风邪。一般小便清利，无热感及无沉淀等症，都属寒邪。一般痉病颈项强直等症，都属湿邪。一般腹内有声，中空如鼓等症；一般腹大胀急和一般吐酸、泻利迫急等症；都属热邪。一般热症昏闷抽搐；一般口噤，鼓颔战栗，不能自主等症；一般逆行上冲等症；一般躁乱狂妄，精神失常等症；一般浮肿、酸疼、惊惕等症和一般转筋、反张、小便浑浊等症；都属火邪。后来刘完素又补上一条：一般枯涸不润，筋脉干劲，皮肤皲裂等症，都属燥邪。

十九条当然不够全面，但在临症上起着很大启发和指导作用。主要是有了这样一个概念，可以在这范围内反复推求发病原因。比如遇到以头晕、目眩、手臂抖颤为主诉的病人，初步印象是一个肝经病，从而以四诊法来诊断其是否符合于肝经病，然后进一步分析其虚实寒热，并观察有无其他因素夹杂。所以内经说："有者求之，无者求之。"又说："盛者责之，虚者责之。"必须体会《内经》的精神，对每一个病症从正、反两个方面来考虑。如果认为所有疾病的病机只有那么几条，又是片面地作出肯定，那就成为毫无意义的教条了。

通过八纲、六经、三焦以至病机的学习后，我们以为还应该学一学中医对症候的比类。中医诊断着重于辨症，但是单凭一个症状是没有意义的。必须把几种类似的症状加以比较和区别。比如发热症，有恶寒发热，有发热不恶寒，有往来寒热，有潮热，有骨蒸，有烦热，有白天发热，有夜间发热，有发热自汗，有发热无汗。又如汗出，有自汗，有盗汗，有只有头部出汗，有手足心出汗，有汗出恶寒，有汗出味咸，有汗出不止。分析这些症状的性质，就有表虚症、表实症、寒症、热症、阳症、阴症等，不加仔细分辨，无从作出诊断。症候是建筑在症状之上，只有分析症状，才能定出症候。徐灵胎曾说过：症之总称为病，一病必有转症，如太阳伤风是病，其恶风、身热、自汗、头痛是症，这些都是太阳病的本症，合之而成为太阳病。如果太阳病而又兼泄泻、不寐、心烦、痞闷，则又为太阳病的兼症。又如疟疾是病，往来寒热、呕吐、口苦是症，合之成为疟，倘疟而兼头痛、胀满、咳逆、便闭，则又为疟的兼症；如果疟而又兼下痢一日数十次，即又不是兼症而是兼病，因为疟是一病，痢下又是一病，二病各有本症。以此类推，不可胜举，病之与症，不可不求其端而分其绪云云。这说明了要认识一个病、一种症候，必须先把类似的症状辨清，并将每一个病和每一种症候的症状联系起来。有关这些方面的资料，可参考成无己所著《伤寒明理论》，他就伤寒症状进行了分辨，并与六经辨症互相结合。

第二节　诊　　法

一、望　　诊

中医的诊断方法分为望、闻、问、切，称做四诊。

望诊是凭医生的视觉，观察病人的精神、气色、舌苔，及形态和全身各部分情况。

1. 精神　精神的强弱，基于正气的盛衰，正气充实则精神不疲，目光精彩，言语明朗，神思不乱，呼吸平静，虽有临时急症，预后多良。反之，正气衰弱则精神萎靡，目光黯淡，言语低怯，神思不定，呼吸气促，虽然临时病势不重，但须防生变端。

精神充实的病人，信心高，自主力强，少忧虑，耐痛苦，对疾病能作坚强的斗争，这对治疗是一个有利的条件。

2. 气色　察色包括面部和全身皮肤，分为青、赤、黄、白、黑五种，依据五行学说分属五脏，并将内脏分配在面部各部。比如赤为火之色，主热，就认为肝热病者左颊先赤，肺热病者右颊先赤，心热病者颜先赤，肾热病者颧先赤，脾热病者鼻先赤。这些有其准确的一面，但不能执此一端论定。

临症上常见的：面部色青，为小儿急惊，为痰喘重症；青黑为寒痛；色白为气虚，为亡血；色黄为湿气，兼目黄为黄疸；色赤为肝火上逆，为阳明实热，色赤独见两颧者为阴虚火亢；色黑为水气，为女劳疸，妇女眼眶四周色黑者为带下病。

在察色的同时必须察气，气分浮沉、清浊、微甚、散抟、泽夭五类。其色现于皮肤间的为浮，主病在表；隐于皮肤内的为沉，主病在里；明朗的为清，主病在阳，重滞的为浊，主病在阴；浅淡的为微，主病轻，深浓的为甚，主病重；疏散的为散，主病将愈，凝聚的为抟，主病未已；鲜明的为泽，主病吉，枯槁的为夭，主病凶。通过气的观察，对于色的诊断将会有更深入地认识，例如风温病的面色多清朗，出现红色亦浮泛在表；湿温病则面色晦浊，黄而带黑。又如黄疸病，黄而鲜明如橘子色的为阳黄，黄而象烟熏的为阴黄。

察色不仅于诊断病邪有用，与正气亦极有关系。凡是营养缺乏的病人面上不会有华色，疲劳过度的、久病体弱的也不会容光焕发。所以气色相合，可以鉴别疾病，也可测知病人体力的强弱。

除了气色相合以鉴别疾病外，还可以与症候结合起来以验气色的顺逆，例如胁肋胀痛，或小儿惊痫抽搦，均为肝病，色以青黄而泽为顺，纯白为逆；咳嗽气喘，或盗汗遗精，或骨蒸痨热，均为肺肾虚症，色以黄白为顺，纯赤为逆。

3. 舌苔　察舌是望诊中重要的一环。舌和苔的定义：舌是舌质，苔是舌质上的一层薄垢，有如地上所长的莓苔，故称舌苔。看舌质是辨别脏气的虚实，看舌苔可以辨别胃气的清浊和外感时邪的性质。总的说来，观察舌质和舌苔的变化，能知疾病的性质及正气和邪气的消长情况。

其次，当知舌苔的分部。以五脏来分，舌尖属心，舌根属肾，中心属肺胃，两旁属肝胆。以三焦来分，舌尖属上焦，舌中属中焦，舌根属下焦。

在谈病理的舌苔之前，应首先谈一下正常的舌苔。正常人的舌苔，除了个别人的舌苔因体质及嗜好等不同不尽一致外，一般以舌地红润，上罩薄白苔，不干不湿为标准，但多痰多湿的人，舌苔往往较厚；阴虚内热体质的人，舌苔多带微黄；嗜酒吸纸烟的人，舌苔比较黄腻，或带灰黑；吃奶的婴儿又多白腻带滑。还有属于先天性的舌光无苔，或舌苔花剥，或舌多裂纹，必须一一问明，只要平常如此，也无病征，都属正常范围。

察舌是相当细致的，舌与苔须分看，又须合看。兹为便于说明，分述如下。

舌质：分淡、红、绛、紫、蓝五色。质地淡白为虚寒症，或为大失血后极度贫血的现象。鲜红为温热症，或为阴虚火旺，舌尖红为上焦热盛，或心火上炎；舌边红为肝热。红甚为绛，即深红色，多为邪热入营。紫红为三焦俱热极，紫而晦暗为瘀血蓄积，淡紫而青，并较湿润者为寒邪直中肝肾的阴症。蓝舌亦称青舌，蓝而滑者为阴寒症，干燥者为瘀热症，均为凶险之候。

舌苔：分白、黄、灰黑色。①白苔：薄白而滑，为感冒初起；白滑黏腻，为内有痰湿；白而厚腻，为湿浊极重；白如积粉，为温疫秽浊重；白腻如碱，为食滞夹湿浊郁伏。白苔在外感上多为表症。②黄苔：淡黄而不干者，为邪初传里，黄腻为湿热；黄而垢腻，为湿盛于热；老黄焦裂，为热盛于湿。③灰黑苔：但灰而薄腻滑润，为停饮或直中阴寒；灰之甚为黑，黑苔干燥，为热炽伤津，火极似水；滑润者则为阳虚寒盛，水来克火。

饮食能使舌苔变色，如初进豆浆、牛奶多见白腻；饮橘子汁多变淡黄；食青果、酱菜等多变灰黑。这种变色，大多浮在舌苔之上，不关舌质，称为“染舌”，于诊断上不足为据。

除了观察舌质和舌苔的颜色外，还要辨别老嫩、干润、软硬、战痿、厚薄、松腻、荣枯、胀瘪。舌坚敛苍老属实，浮胖娇嫩属虚；干为津枯，润为津液未伤；软属气液自滋，硬属脉络失养；战为颤动，属虚属风，痿为软不能动，属正气虚弱；苔薄属表邪初感，厚属里邪已深；松者无质，属正足化邪，腻为有地，属秽浊盘踞；荣为有光彩，病见皆吉，枯为无神，病见多凶；胀为胖肿，属水湿，瘪为瘦缩，属心虚或内热消烁。

舌上全部无苔，称做光舌，多为阴虚，光如去膜猪腰，为肝肾阴分极伤。舌苔中间缺少一块，称做剥苔，赤为阴虚有热；剥蚀斑剥的，称做花剥，多为温疫湿热伤阴。舌光有裂纹，或舌苔燥裂，均为津液损伤，舌生红刺或红点，均为内热极重。舌起白点如泡，饮食刺痛，称做疳，为胃热；生白衣如霉腐，逐渐蔓延，称做糜，多见于热恋阴伤之症。

当分别观察舌质和舌苔变化以后，两者必须结合考虑，才能全面。例如舌绛是邪热入营，倘兼黄白苔者，为气分之邪未尽；白苔红底，为湿遏热伏，不可一味清营。又如舌腻是湿，黄是入胃化热，倘然厚腻而黄，舌质不红，仍以化湿为要；相反地，舌腻不润，舌质已露娇红，便须防止化热伤津，虽厚不可用辛燥化湿。诸如此类，变化极多，不能专顾一面。

4. 形态　观察病人的形体姿态动作，对于诊断上也有很大的帮助。如肥人多痰湿，瘦人多内热；一臂不举为痹，半身不遂为中风；膝部屈伸不便，行时偻俯，为筋病；不能久立，行时振掉为骨病；卧时身轻能转侧的为阳病，身重不能转侧的为阴病；常屈一足或蜷曲而卧的多为腹痛症；循衣摸床，撮空理线，为神气散乱；四肢拘急，角弓反张，为痉病及小儿惊风等。

5. 其他部分　目赤为热，目黄为黄疸，目斜视者多为肝风。鼻塞流涕为感冒，鼻孔干燥，黑如煤熏为阳毒热深，鼻孔煽张为肺风或肺绝。口噤不语为痉，口角㖞斜为中风。

凡是目力所能观察到的地方，都属望诊范围，望法是诊断的第一步。

二、闻　诊

闻诊分两方面，一方面用听觉来听取病人的语言、呼吸、咳嗽和其它声音的高低、清浊等；另一方面用嗅觉来辨别口气、病气和二便等气味。

1. 声音　语气低微为内伤虚症；细语反复为神思不足；妄言谵语为热盛神昏；高声骂詈，不避亲疏，为癫狂症。

呼吸微弱为正虚；气粗为肺胃有热；呼多吸少为痰阻；喉间如拉锯声为痰喘症；吸气困难，似欲断绝，但得引长一息为快者，为肾虚不能纳气；时作叹息，多为情怀不畅；胸膈痞闷，常见于因悲郁忧思引起的气郁症。

咳嗽病中暴咳声嗄的为肺实；久咳声瘖的为肺虚；咳时费力无痰的为肺热；一咳有痰，气息短促的为痰饮；咳嗽顿作，连声不绝，面红呕恶，为顿嗽。

呃逆连声为胃中受凉；声响亮而有力为实热；低微而不能上达于咽喉为虚寒；断续不继、半晌方呃一声，多为久病或时病后期胃气将败。

病人有一种特殊声音，常从鼻内发出，嗯嗯不绝，称做呻吟，多为疼痛的表现；兼见攒眉的为头痛；以手按心的为胸脘痛；两手叉腰而转侧不便的为腰痛。

2. 气味　口内出气秽臭的为胃有湿热；嗳气带酸腐气的为胃有宿食；痰有腥秽气的为肺热；臭甚而咯出脓样者为肺痈。

大便酸臭溏薄为肠有积热食滞；小便腥臭浑浊为膀胱湿热；矢气奇臭，多为消化不良。

病气，就是病人所特有的一种酸臭的秽气，常见于时病热症及瘟疫病。体弱者闻之极易感染。如温病得汗，身热不解，先有汗酸臭；当发疹发斑时期，其气更重。瘟疫病则一开始即有病气触鼻。

三、问　诊

诊病必须了解病人的生活习惯、精神状态以及发病、转变的情况，必要时还得了解其家族史及个人的已往病史。一般在临症上都以发病过程和自觉症状为主要的问诊内容，问诊时有一定的程序，张景岳曾作十问歌："一问寒热二问汗，三问头身四问便，五问饮食六问胸，七聋八渴俱当辨，九因脉色察阴阳，十从气味章神见。"十问里包括了外感和内伤的辨别，简释如下。

1. 寒热　有寒热的多为表症、外感症，无寒热的多为里症，内伤杂症；发热恶寒的为病在阳，无热恶寒的为病在阴。进一步还可结合其他症状加以分析，如发热恶寒兼头身疼痛的为太阳病；发热不恶寒兼口渴的为阳明病；寒热往来兼口苦、咽干、目眩的为少阳病。亦有不发热而但恶寒、手足常冷的为虚寒症；潮热或一阵烘热、手足心灼热的为虚热症。此外，对发热的时间也应加分辨，早减暮盛为时邪；早退暮起或早起暮退为虚劳；起伏定时，一日一发、二日一发、三日一发的为疟疾。

2. 汗　汗与寒热有密切关系，如外感发热无汗是伤寒，有汗是伤风，汗出热减是病渐衰，汗后热反增高是邪渐入里。虚症中的阴虚盗汗，汗后感觉疲乏；阳虚自汗，汗后感觉身冷。更有表症发汗、汗出不止，热骤降而恶寒转甚，称为亡阳，有虚脱危险；也有发汗战栗，汗出类似虚脱而安卧脉静，称为战汗，是疾病转机之征，不必惊惶。若汗出如珠如油，四肢厥冷，脉伏，为垂亡之象，称做绝汗。

3. 头　头痛无休止、有寒热的多为外感，头项痛属太阳，前额痛属阳明，两侧痛属少阳，巅顶痛属厥阴。痛有间歇，兼有眩晕重胀的多为内伤杂症，痛胀觉热的属肝火；眩晕畏光的属肝阳；痛剧面青的属肝寒；头重昏沉响鸣的属脑虚。痰湿内阻，清阳不升，亦能使人晕眩，但多兼舌腻恶心。

4. 身　一身酸痛，有表症的多为外感，汗出即减；不兼寒热，痛在关节，或游走四肢，为风寒湿痹，常与气候有关；手足麻木，或身体一处麻木的为气虚；仅有手大指或食指觉麻木，延及肘臂的为中风先兆。多卧身痛不舒，活动后轻减的为气血不和；身痛而重，举动不便的为湿阻经络。

5. 大便　便闭能食者为阳结，不能食者为阴结；腹满胀痛的为实症，不满不胀的为虚症；久病或老人、产妇经常大便困难，为血枯津燥；先干后溏为中气不足；大便常稀为脾虚；每逢五更天明泄泻的为肾虚；泄泻腹痛，泻下臭秽的为伤食；痛一阵泻一阵，泻下黏秽赤白，里急后重的为痢疾；骤然呕吐，水泻不止，肢麻头汗的为霍乱。

6. 小便　小便清白为寒，黄赤为热，浑浊而不爽利为湿热。频数不禁为虚症；溲频而口渴多饮为消渴；溲时淋沥，茎中刺痛为淋症；小便不通，腹内胀急为癃闭。凡泄泻病人小便必少，小便渐长则泄泻将愈。

7. 饮食　胃主受纳，脾主消化。能食易饥为胃强，食入难消为脾弱；饮食喜冷为胃热，喜温为胃寒；食入即吐为热症，朝食暮吐为寒症。小儿恣食，腹痛，形瘦，多为虫积；孕妇见食恶心，为恶阻，此乃生理现象。口苦为肝胆有火，口甘为脾有湿热，口酸为肝胃不和，口咸为肾虚水泛，口淡多清水为胃寒。

8. 胸　胸膈满闷多为气滞；懊侬嘈杂多为热郁；胸满痛为结胸；不痛而胀连心下为痞气；胸痛彻背，背痛彻心，为胸痹症。询问胸部症状必须联系脘腹两胁，如脘痛属胃，得食胀痛为实，食后痛缓为虚。腹痛属肠，痛而拒按为实，痛时喜按属虚。胁痛属肝，暴痛在气，久痛入络。

9. 耳聋　暴聋多实，为肝胆之火上逆；久聋属虚，为肝肾阴分内亏。耳聋初起往往先有耳鸣，如潮声风声的为风热；如蝉声联唱的为阴虚；也有流脓作胀，似鸣似聋的为肝经湿热。

10. 口渴　口干能饮为真渴，胃中有火；不能饮，饮亦不多，为假渴，胃中有湿。渴喜凉饮者为胃热，反喜热饮者为内寒。

在问诊中，睡眠好坏，也应注意。如失眠多为虚弱症；眠短易醒为神不安；睡中多梦为相火旺；梦中惊呼为胆气虚；胸膈气闷，寐不得安为湿痰内阻。

此外，记忆力是否衰退、性欲是否正常、有无遗精等，只要与病症有牵涉，都应问及，不厌求详。

对于女病人，在问诊时，当问其月经调与不调，如经期超前，色鲜红者多属热；经期落后，色瘀紫者多属寒；经行量少色淡者多属虚；经前腹痛，涩少挟瘀者多属气滞。倘经行感冒发热，或发热中经水来潮，神识不清，为热入血室。在一般情况下月经停止，已婚者须考虑是否受孕。

小儿科古称哑科，这是因为一般不能直接听到病孩主诉的缘故。但也不能放松问诊，必须详询病孩的家长。除了询问发病时间、病情经过等外，对于曾否种过牛痘、患过麻疹，也应注意。

四、切　诊

切诊以按脉为主，并包括其他触诊在内。

1. 切脉　切脉采取两手寸口即掌后桡骨动脉的部位，用食指、中指和无名指轻按、重按、或单按、总按，以寻求脉象。每手分三部，以掌后高骨作标志，定名为“关”，关之前名“寸”，关之后名“尺”，两手寸关尺共六部，称为左寸、左关、左尺，右寸、右关、右尺。这六部分都是候测内脏之气的。左寸候心和心包络，左关候肝和胆，左尺候肾和膀胱、小肠；右寸候肺，右关候脾和胃，右尺候肾和命门、大肠。

一般的说，脉象分二十八种，它的名称是：浮、沉、迟、数、滑、涩、虚、实、长、短、洪、微、紧、缓、芤、弦、革、牢、濡、弱、细、散、伏、动、促、结、代、疾。这些脉象，大多是相对的，如以浮和沉分表里，迟和数分寒热，涩和滑分虚实，其它均从这六脉化出。例如：浮而极有力，如按鼓皮为革；浮而极无力，如绵在水为濡。沉而按之着骨始得为伏；沉而坚实为牢；沉而无力，细按乃得为弱。浮中沉均有力，应指愊愊然为实；浮中沉均无力，应指豁豁然为虚；浮取大、按之中空，如慈葱为芤。迟而细短，往来涩滞为涩；一息四至，往来和匀为缓；缓而时止为结；数而在关、无头无尾为动；数而时一止为促；每一息七至八至为疾；迟数不定、止有常数为代；至数不齐、按之浮乱为散。滑而如按琴弦为弦；来往有力如转索为紧；不小不大，如循长竿为长；来盛去衰、来大去长为洪；涩而极细耎、按之欲绝为微；如微而细为细；如豆形应指即回为短。因此，浮沉、迟数、涩滑是二十八脉的纲领，学习切脉应当先从这六个纲领入手，比较容易体会和理解。兹列表如下：

浮（轻按即得）
- 革：浮而极有力
- 濡：浮而极无力

- 实：浮中沉均有力
- 虚：浮中沉均无力
- 芤：浮取大，按之中空

沉（重取应指）
- 伏：按至着骨始得
- 牢：沉而坚实
- 弱：沉而无力，细按乃得

迟（一息三至以下）
- 缓：一息四至
- 结：迟而歇止

- 代：止有常数
- 散：止数不齐，按之浮乱

数（一息五至以上）
- 动：关上动数，无头无尾
- 促：数而歇止
- 疾：一息七至八至

滑（往来流利）
- 弦：如按琴弦
- 紧：来去有力
- 长：不大不小，过于本位
- 洪：大而来盛去衰

涩（往来涩滞）
- 短：应指即回、不能满部
- 微：极细而耎、按之欲绝
- 细：细而较微有力

二十八脉极少单独出现，常见的兼脉有如下几种：浮紧、浮缓、浮滑、浮数、浮迟、浮大。沉紧、沉滑、沉弦、沉细、沉数、沉迟、沉微。迟缓、迟涩。滑数、弦数、洪数、细数。濡数、濡细、濡滑、濡涩、濡缓。虚细、虚数、虚弦。微细、微弱。弦紧、弦细。细紧、细迟。以及三种脉同时出现的如浮紧数、浮滑数、沉细而微，等等。

根据脉象来诊断病症，主要如下：

浮脉主表症，有力为表实，无力为表虚。

沉脉主里症，有力为里实，无力为里虚。

迟脉主寒症，有力为积寒，无力为虚寒。

数脉主热症，有力为实热，无力为虚热。

滑脉主痰症、热症。

涩脉主血少、血寒。

虚脉主虚症、伤暑。

实脉主实症、火邪。

短脉主元气虚少。

洪脉主热症、阳盛阴衰。

微脉主亡阳、气血两虚。

紧脉主寒症、痛症。

缓脉主无病、湿气。

芤脉主大失血。

弦脉主肝气、痰饮。

革脉主表寒、中虚。

牢脉主坚积。

濡脉主阳虚、湿病。

弱脉主阴虚。

细脉主血少、气衰。

散脉主肾气衰败。

伏脉主病邪深伏。

动脉主惊症、痛症。

促脉生火亢。

结脉主寒积。

代脉主脏气衰败。

疾脉主阳邪亢盛、真阴欲竭。

诸脉各有形象，各有主症，因多错综出现，必须进一步探求，才能应用于临症。如：浮紧为伤寒，浮缓为中风，浮虚为伤暑，浮芤为失血，浮数为风热。沉细为虚寒，沉数为内热，沉紧为冷痛，沉弦为伏饮，沉迟为痼冷。浮迟为表寒，沉迟为里寒，迟涩为血少，迟缓为寒湿。滑数为实热，弦滑为肝火，细滑为阴虚内热，浮滑为风痰，沉滑为宿食，滑大为胃热。细缓为湿痹，缓弱为气虚。这都是显示邪正的盛衰、病邪的性质和发病的部位，故必须与症候密切结合，观察其是否脉症符合为要。

辨别二十八脉不是简单的事，必须通过临症慢慢体会。兹录前人二十八脉总括以便记诵："浮行皮肤，沉行肉骨。浮沉既谙，迟数当觉，三至为迟，六至为数。浮沉迟数，各有虚实，无力为虚，有力为实。迟数既明，部位须识，濡浮无力，弱沉无力（即浮而无力为濡，沉而无力为弱），沉极为牢，浮极为革，三部皆小，微脉可考，三部皆大，散脉可会，其名曰伏，不见于浮，惟中无力，其名曰芤。部位既明，至数宜晰，四至为缓，七至为疾，数止曰促，缓止曰结。至数既识，形状当别，紧粗而弹，弦细而直，长则迢迢，短则缩缩，谓之洪者，来盛去衰，谓之动者，动摇不移，谓之滑者，流利往来，谓之涩者，进退艰哉，谓之细者，状如丝然，谓之代者，如数止焉，代非细类，至数无时，大附于洪，小与细同。

二十八脉之外，尚有七怪脉：一曰雀啄，连连凑指，顿有顿无，如雀啄食之状；二曰屋漏，如残溜之下，良久一滴，溅起无力；三曰弹石，来坚而促，来迟去速，如指弹石；四曰解索，脉来动数，随即散乱无序；五曰鱼翔，脉来头定而尾摇，浮浮泛泛；六曰虾游，脉在皮肤，如虾游水面，杳然不见，须臾复来；七曰釜沸，有出无入，如汤涌沸，息数俱无。这些脉象均为心脏极度衰竭，表示生机已绝，多属死候，在《内经》称做“真脏脉”，言其毫无冲和之象，表示胃气已绝。

2. 触诊　一般是触按胸腹和手足，如心下满症，按之坚实疼痛的为结胸，按之濡软不痛的为痞气。又如腹满拒按，按之作痛的为实为热；喜按，按之不痛的为虚为寒；腹胀叩之如鼓者为气胀，皮肤薄，按之如糟囊者为水胀。

手背热为外感，手心热为阴虚；手足温者病轻，手足冷者病重；足肿按之窅然不起者为水；趺阳脉按之微细者为后天生气衰弱。

切脉之道，比较精微，非深入体会，不易辨别。开始临症切脉，有两点应当注意。首先，心神安定，切忌浮躁，先举、后按、再寻，举是轻手取脉，按是重手取脉，决定其浮沉，然后不轻不重寻求其形象。其次，从症候来结合脉象，是否相符，比如阳症应见阳脉，阴症应见阴脉，是为脉症符合；如果外感症而脉见细弱，或虚弱症而脉见滑大，脉症不符，预后一般不良，临症时切宜注意。

四诊必须联系，四诊与症候也须密切结合，前人有舍脉从症，也有舍症从脉，作为治疗的紧急措施。实际上这种措施，是根据四诊的结果，通盘考虑后所作出的决定。四诊中又以切脉和望舌最重要，如欲进一步学习，一般可阅《四诊抉微》、《濒湖脉诀》和《伤寒舌鉴》诸书。

第三节 治　　法

一、正治和反治

中医治病从整体出发，十分重视病人的体力——正气，和发病的原因——邪气，把疾病看成是一个邪正相搏的过程。当邪气退却，正气进入恢复的阶段，这一斗争才算结束。也就是，正气战胜了，疾病便痊愈；邪气战胜了，就会导致病重和死亡。所以《内经》提出了一个纲领："虚则补之，实则泻之"。补是扶持正气的不足，泻是驱除邪气的侵害；补泻之中又有各种方法，但目的只是一个，恢复健康而已。

针对着虚就用补，实就用泻，虚实同时存在，就考虑先补后泻，先泻后补，或补泻兼施。凡是从正面进行治疗，使用与病情相反性质的一种治法，不论补或泻，都叫“正治”。相反地，使用与病情性质相一致的治法，则称为“反治”。

具体的说，正治法就是寒症用热药，热症用寒药；又如症现干燥的用滋润法，拘急的用舒缓法，耗散的用收敛法。反治的用处比较少。其实反治并非真正顺从病情来治疗，表面上治法的目的似与病情同一方向，细究之，与病因仍然是相反的。例如虚性胀满症之属于消化机能迟钝的，给予补剂，而不予理气消导药，这是因为病由虚症引起，不加强其机能无从改善其症状。又如下痢症之属于积滞内阻的，给予泻剂，不予固涩止泻药，也是因为由积滞引起，不予清除无法制止，即使暂时制止，日后仍然复发。还有疾病严重时往往出现假象，如寒盛的格阳于外，发现烦躁不安的现象，倘以凉药治其烦躁是增加其病根，但直接用大热之药又将格阻不受，此时可以用热药凉饮方法，或在热药内加上少许凉药。这些都属反治范围，但实质上仍是正治。

于此可见，正治和反治性质是一致的，只是战术上有所不同。运用这两种不同的战术之前，了解病因和症状是最为重要的关键性问题。后人所立的许多治疗法则，多以《内经》为根据加以推广应用的。至于正治和反治的具体应用，即《内经》中也已有较详细的论述：关于病因方面的，如“寒者热之；热者寒之；客者除之；劳者温之；其实者散而泻之”，此皆为正治法；又如“寒之而热者取之阴；热之而寒者取之阳”，此皆为反治法。关于症状方面的，如“坚者削之；结者散之；留者攻之；燥者濡之；急者缓之；散者收之；惊者平之；慓悍者按而收之”，此皆为正治法；又如

“塞因塞用；通因通用”，此皆为反治法。关于这类治法，《内经知要》的治则篇内均有采入，可参阅。

二、治本和治标

治本和治标也是一般常用的治疗法则，必须明白标本，才能在治疗上决定轻重、缓急、先后等措施。

标本的意义有两项：①从人体与疾病来说，人体是本，疾病是标。治病的目的为了病人恢复健康，如果只顾疾病，不考虑人体，势必病去而元气大伤，或元气伤而病仍留存，或带来后遗症成为残废，甚至病除而人亦随亡，这是首先应该注意的。②从疾病的原因和症状来说，原因是本，症状是标。症状的发生必有一个因素，能把因素去掉，症状自然消失，中医常说“治病必求于本”，即是指此。

本就是根本、根源，治病必须重视根本，找寻根源，了解其所以然。也就是治病必须抓住主要的，主要的解决了，次要的自然迎刃而解。因而有祛邪扶正和扶正祛邪两种说法，认为扶正则邪自却，邪却则正自复。这两种说法表面上似有矛盾，其实都是从根本上出发，因虚而致病自以扶正为主，因邪而致病自以祛邪为先。王应震曾经写过一首治病求本的诗：“见痰休治痰，见血休治血，无汗不发汗，有热莫清热，喘生休耗气，精遗不涩泄，明得个中趣，方是医中杰。”意思是吐痰、失血、无汗、发热、气喘、遗精等均属表面的现象，酿成这类病症各有主要的原因，不探本寻源想办法，仅用化痰、止血、发汗、清热、平喘、固精等常法是不起作用的。

虽然，治病必须求本，但也不能忽视其标。我们体会求因当然是必要的，辨证也同样重要，辨证就是为了求因。但在另一方面，求得主因之外还要求得主症，因为迅速的缓和症状，也是解除病人痛苦的重要一环。例如感冒风寒，发热头痛，浑身酸楚，手足无措。风寒是主因，其他都是由风寒引起的症状，但在症状中发热是一个主症，热度的高低能使其它症状加剧和轻减。所以用发汗法来疏散风寒是主要治法，但加入一些清解药来帮助退热，以减轻其它症状，也是合理的。前人治病有单从原因用药的，也有兼顾症状的。前人方剂中往往注明口渴加什么药，咳嗽加什么药，可以看到在治本的同时没有放弃治标。但也应该回过来说，治本是主要的，治标是次要的。倘然主次不分，看到哪一个症就加上哪一种药，便会杂乱无章，违反组方法则。

临症上如果认为标症已占重要位置时，应当采取先治其标的方法。例如：因肝病引起的腹水症，肝病是本，腹水是标。但已到腹部胀满、呼吸困难，二便不利的地方，如同洪水泛滥，不予疏浚，无法救其危急。此时再不能用疏肝和肝，只有峻剂泻水，俟水退后再商治本。又如：小便不利能很快促使病情恶化，任何疾病发现小便不利时，即当以通利小便为急。此外，如痰喘病人气塞欲绝，可以暂用沉香破气；喉风症咽喉肿闭，汤水不下，可以先用刺法砭出恶血，然后分别给药。前人说“急则治标”，治标原是一种权宜之计，达到目的以后，就不宜继续使用，这是不同于治本的最大的出入处。

一个人同时患两种病时，也须分别标本，一般对先病为本，后病为标。先病多指顽固性慢性疾病，后病则以感冒等时症为多，在这种情况下应当先治感冒，后治慢性病。因为慢性病不是旦夕能除，而感冒等时症容易解除，且亦能发展成为严重症候，促使慢性病的恶化。也有本来是感冒症，忽然并发胃肠病，下利清谷，脉浮转沉，则恐外邪乘虚内陷，又须急治其里，再解其表。这些又说明了治疗上以治本为原则，在这原则下还应掌握先后缓急，灵活运用，《内经》指出："先寒而后生病者治其本，先病而后生寒者治其本；先热而后生病者治其本，先热而后生中满者治其标；先病而后泄者治其本，先泄而后生他病者治其本；……先病而后生中满者治其标，先中满而后烦心者治其本；……小大不利治其标，小大利治其本，……先小大不利而后生病者治其本"。"病发而有余，本而标之，先治其本，后治其标；病发而不足，标而本之，先治其标，后治其本。"以上对于标本治法，说得非常具体，因此《内经》又曾总结地说："知标本者，万举万当，不知标本，是为妄行。"

三、八　法

确定病症后，紧接着的便是选择治疗方法。治法分发汗、催吐、攻下、和解、清凉、温热、消导和滋补等，简称为汗、吐、下、和、清、温、消、补八法。这八法针对病因、症状和发病的部位，指出了治疗的方向，在临症上灵活运用，还能产生更多的法则。

1. 汗法　以疏散风寒为目的，常用于外邪侵犯肌表，即《内经》所说"在皮者汗而发之"，故亦称解表、解肌、疏解。比如外感初起，恶寒发热，头痛，骨节痛，得汗后便热退身凉，诸症消失。

汗法可分两类，一为辛温发汗，适用于外感风寒的表寒症；一为辛凉发汗，适用于外感风温、风热的表热症，也有寒和热症不甚明显的，可用辛平发汗法。

汗法的主要目的是在发汗，倘然病人有表症而自汗出或已经用过发汗剂，是否能再予汗法？这必须根据具体情况来决定。一般表症以恶寒、发热为主症，汗出后热不退仍有恶寒的，此为表邪未除，仍宜汗解；如果不恶寒而热不退，或热势反增，病邪有向里传变的趋势，不可再汗。

发汗能祛散外邪，也能劫津耗液，血虚或心脏衰弱以及有溃疡一类的患者，用时当谨慎，以免发生痉厥等病变。一般发汗太过，汗出不止，也能引起虚脱的危险。

汗法包括宣肺法在内，如伤风咳嗽、鼻塞、音嗄，用轻扬上焦的药，目的不在发汗，但使肺气宣通。

2. 吐法　常用于咽喉、胸膈痰食堵塞。如喉症中的缠喉症、锁喉症皆为风痰郁火壅塞，胀闭难忍；又如积食停滞，胸膈饱满疼痛，只要上涌倾出，便可松快，故亦称涌吐，也即《内经》所说的“其高者因而越之”。

吐法都用催吐药，但亦有因症用药，服药后用鸡毛或手指探喉使其恶出，所以又有探吐之称。

吐法多用在胃上部有形的实邪，一般多是一吐为快，不必反复使用。某些病人先有呕吐的，不但不可再吐，还要防其伤胃，给予和中方法。其他，凡虚弱的病体或新产后、严重的脚气以及四肢厥冷的，均不宜用吐。

急性病用吐法，含有发散的意思，同样可以解表退热。在杂病或妇女病用吐法，又可替代升提法，如小便不利或妊娠胞阻，前人亦有用吐法治疗的。

3. 下法　一般多指通大便，用来排除肠内宿粪积滞，故也称攻下、泻下，也即《内经》所说的“其下者引而竭之”。

攻下剂分为两类，一种是峻下，用猛烈泻下药，大多用于实热症有津涸阴亡的趋势时，即所谓“急下以存阴”时用之。一种是缓下，又分两类，一类是用较为缓和的泻药，一类是用油润之剂帮助下达。但不论峻下或缓下，都宜于里实症，这是一致的。

由于里实的原因不同，又分凉下和温下两种。凉下是指苦寒性质的泻剂，温下是指辛热性质的泻剂。一般应用以苦寒为多，因多数便闭或下痢症，由于热结或湿热引起。

下法除用于通大便外，也用于痰饮不化、瘀血凝结和腹水鼓胀等，其所用药物则与通便药不同。

使用下法，须考虑病人体质，并要懂得禁忌。大概有表症而没有里症的不可用，病虽在里而不是实症的不可用，病后和产后津液不足而便闭的不可用。在虚弱症上误用下法，很容易败坏后天，引起呃逆甚至虚脱。

4. 和法　和是和解的意思，病邪在表可汗，在里可下，倘在半表半里既不可汗又不可下，病情又正在发展，就需要一种较为和缓的方法来驱除病邪，故和解法用在外感症方面，其主要目的仍在驱邪外出。

在杂病方面使用和法，意义稍异。例如血虚劳热，纳食减少，妇女月经不调，可用调和肝脾的方法。又如胸满不痛，嘈杂呕恶，痰热交阻，可用辛开苦降和胃的方法。还有感受暑湿，内伤饮食，寒热不扬，头胀胸闷，腹部结滞不舒，可用芳香泄化和中。诸如此类，均属和法范围。

因此和法的应用相当广泛，包括和解少阳，安内攘外，调理气血，舒畅气机，芳化和中，等等。和的目的虽同，和的方法不一。

5. 清法　凡用清凉剂来治疗温热病症，都称清法，即《内经》所说“热者寒之”的意思。亦称清解法。

温热症候有表热、里热、虚热、实热、气分热、血分热，用清凉剂时必须分辨热的性质及在哪一部分。比如表热症应取辛凉，里热中虚症采用甘寒，实症采用苦寒。在气分清气，在血分清血。

清法里包括镇静和解毒，例如肝阳或肝火上扰，头晕头胀，用清肝方剂能使息风镇痛；还有温毒症用清热凉营，具有解毒作用。

临症上用清解法比较多，但亦不宜多用久用，尤其是苦寒一类的药，能损害脾胃，影响消化。体质素虚，脏腑本寒，食欲不强，大便溏薄，以及产后病后，均宜慎用。

6. 温法　常用于寒性病，即内经所说“寒者热之”。

寒性病有表寒、里寒等区别，但从温法来说，一般都指里寒，故以温中为主要治法。例如呕吐清水，大便溏薄泄泻，腹痛喜按，手足厥冷，脉象沉伏迟微，均为温法的对象。

寒性病有寒邪直中内脏引起的，也有因阳虚而逐渐形成的，所以温法的使用，或以逐寒为主，或以扶阳为主。但逐寒的目的为了防止伤阳，也叫回阳，扶阳也为了祛除沉寒痼冷，两者之间是互有关系的。

温法包括兴奋作用，有些因阳虚而自汗形寒，消化不好，气短声微，肢软体怠，小便不禁，性欲衰退等症候，都需要温法调养。

温法在使用时多与其它方法配合，例如汗法分辛温、辛凉，下法分温下、凉下，补法分温补、凉补。

7. 消法　主要是消导，用来消除肠胃壅滞，例如食积内阻，脘腹胀满，治以消化导下。其次是消坚，多用于凝结成形的病症，如癥瘕积聚和瘰疬等，因为这类病症多由气血痰瘀停滞，其来也渐，其去也亦缓，不是攻逐所能荡尽，须用磨运消散，缓以图功。再次是消痰，痰浊的原因不一，有寒痰、湿痰、痰热以及顽痰等，故须分别用温化、清化、涤痰、豁痰等方法，总称消痰。

还有利水亦在消法之内。水湿以走小便为顺，如果水湿内停，小便不利，或走大便而成泄泻，应予利导，使之从小便排出，一般称为利尿，亦叫淡渗。使用这一方法因能分散和消除水湿之势，故也叫分利或分消。

消法在有些地方接近和法和下法，但和法重在和解，消法则有克伐的性质；下法重在攻泻，消法则具有帮助运行的意思。故消法不宜于极虚的人，也不用于急症，是介乎两者之间的一种祛邪磨积的方法。

8. 补法　就是补充体力不足，从而消除一切衰弱症候，故内经说"虚者补之"。所用药物大多含有滋养性质，故亦称滋补、补养。

补法在临症上分补气、补血、益精，安神、生津液、填骨髓等，总之，以强壮为目的。

补剂的性质可分三种，一为温补，用于阳虚症；一为清补，用于阴虚症；另一种为平补，用于一般虚弱症。

由于病情的轻重不同，又分为峻补和缓补。峻补常用于积弱极虚之体，或以急救为目的挽回虚脱；缓补则用于体质虽虚不胜重补，或虚而别无大寒大热症状，只宜和平之剂缓缓调养。

用补法必须照顾脾胃，因补剂大多壅滞难化。脾胃虚弱者一方面不能很好运行药力，另一方面还会影响消化而不能吸收。

补法中包括固涩法。例如大汗不止，大吐血不止，男子遗精、滑精久不愈，妇人血崩、白带过多等，用止涩药时大多依靠补法协助。

见虚不补，势必日久成损，更难医治；然而不需要补而补，也能造成病变，尤其余邪未尽，早用补法，有闭门留盗之弊。

上面介绍了八法的概要，可以看到八法各有它独特的作用，但在使用上不是孤立的，而是互相关联的。所以明白了八法的意义以后，必须进一步懂得法与法之间的联系，如何来综合运用，才能灵活地适应病情变化，发挥更好的疗效。

首先指出，八法中大部分方法是相对的。如汗法用于表症，下法用于里症，表里是相对的，汗下法当然也是相对的；又如下法是攻逐病邪，补法是扶助正气；清能去热，含有镇静作用，温能去寒，含有兴奋作用。下和补，清和温，也是相对的。但是汗下、攻补、清温都能配合应用，即临症上所说的“表里双解”、“攻补兼施”、“寒温并用”等等。总之，一病可以有多种原因，也可以发生在几个部分，特别是一个病在发展过程中，往往情况复杂，就必须灵活地随机应变，用多种方法来治疗。兹举例说明如下：

1. 汗下同用　既有表症，又有里症，以先解其表、后攻其里为常法。但表里俱急时，不能拘守常规，而可以汗下同用，双管齐下。例如桂枝汤是解表的，可以加入大黄攻里，治疗寒热、头痛兼有腹满作痛的表里症。

2. 攻补并用　体质素虚，感受实邪，或病邪不解，正气渐衰，造成正虚邪实的局面时，祛邪则虑其正气不支，补正则又恐邪气固结，惟有攻补并用，双方兼顾。如黄龙汤用大黄、芒硝通大便，又用人参、当归培养气血。

3. 寒温并用　病有上热下寒，或上寒下热的，不能单顾一面，例如黄连汤用黄连、干姜以治胸中有热，胃中有邪气，腹中痛，就是寒温并用之意。这类例子很多，临症上经常可以遇到的如湿邪和热邪凝聚，水饮和热邪胶结，大多采用三仁汤和泻心汤来治疗，前者厚朴和滑石同用，后者半夏和黄连同用，都是寒温并用的方法。

此外，一消一补也可同用，例如脾胃薄弱，消化不良，食积停滞，一面用白术补中健脾，一面用枳实消痞宽膈，合成枳术丸。还有和法，是为了不能汗下而设的，它的代表方剂是小柴胡汤，但亦须随着症候的不同，结合其它方法予以变化，如偏于寒去黄芩，偏于热加重黄芩；偏于虚重用人参，偏于实减去人参；偏于燥加天花粉，偏于湿重用生姜、半夏；偏于表加桂枝，偏于里加芒硝。这样，同一和法，也包含着清、温、汗、下、补诸法在内了。

因此，进一步说明八法的运用，实际上很少一个方法单独使用的，原因是八法是根据三因、四诊、八纲等订出的，每一个病都有它的原因和部位，八法就是应付这几方面而立的。然而八法中的汗、吐、下、和只指出了发病的部位而没有说明原因，温、清、消、补只指出了原因而没有说明部位；同时，同一原因加在不同部位上可以出现不同的症状。所以明了八法以后，不懂得结合的方法，还是不够的。如上所说，汗法有辛温发汗、辛凉发汗、辛平发汗，下法有温下、凉下、润下等等，都是从原因、部位和症状等作出的具体措施。再说得明白一点，譬如补，必须问虚在哪一方面？缺少了哪些成分？它的性质怎样？它所反映的症状又怎样？假定答案是：虚在肝脏，血分不足，发现内热和头晕等现象。那就可以采用滋阴养血，佐以镇静的方法。否则目标不明，一味滋补，虽然有些用对了，效果是不会显著的。

适当运用八法的同时，还要懂得八法的禁忌。《伤寒论》里有可汗不可汗、可吐不可吐、可下不可下病脉症提出，后来程钟龄作八法论，（见《医学心悟》）更为详尽。他对每一治法说明了当用症，又指出了当用不用、不当用而用、不当用而又不可以不用、当用而用时知发不知收等种种流弊，均用具体例子来证实，对临症上极有帮助，可以参考。

四、常用治法

处方上常用的治法相当多，并且相当细致。这些方法都是根据八法结合病因症候，在具体问题上灵活运用的成果，实为进一步研究的良好楷模。兹录若干例，附加说明如后。

1. 辛温发汗法　用于外感风寒表症，无汗，脉象浮紧。药如麻黄、桂枝、紫苏、葱白。

2. 辛凉解表法　用于风温初起。药如豆豉、防风、薄荷、桑叶、菊花。

3. 轻宣肺气法　用于冒风音嗄，金实不鸣。药如麻黄、蝉衣、桔梗，倘鼻塞流涕，用辛荑、苍耳子。

4. 清疏暑风法　用于暑令感冒。药如香薷、藿香、青蒿、佩兰。

5. 疏化表湿法　用于雾露雨湿外乘。药如苍术、白芷、防风。

6. 清气润燥法　用于感受秋燥，清窍不利。药如薄荷、焦山栀、连翘、桑叶、杏仁。

7. 两解太阳法　用于风湿症，疏风以解太阳之经，利湿以渗太阳之府（即膀胱）。药如羌活、防风、泽泻、茯苓。

8. 蠲除痹痛法　用于风寒湿痹，关节疼痛。药如桂枝、羌活、独活、川草乌、海风藤。

9. 调和荣卫法　用于伤风症，以调和气血来解肌散邪，不同于直接疏表。药如桂枝、白芍、生姜、红枣。

10. 固表祛邪法　用于体虚容易感冒，或感冒后纠缠不解。药如黄芪、白术、防风。

11. 清凉透邪法　用于外感汗出不解，邪有化热内传之势。药如葛根、银花、连翘、薄荷、芦根。

12. 辛寒清胃法　用于胃热症，脉象滑大而数。药如石膏、知母、滑石、竹茹。

13. 苦寒泻火法　用于温邪化火，燔灼三焦。药如黄连、黄芩、大黄、焦山栀。

14. 清化湿热法　用于温邪挟湿，或脾湿胃热交阻。药如黄芩、厚朴、滑石、半夏、通草。

15. 却暑调元法　用于暑热伤气。药如人参、麦冬、五味子、竹叶。

16. 清瘟败毒法　用于温毒症。药如大青、板蓝根、玄参、马勃。

17. 清营透斑法　用于温热发斑发疹。药如生地、豆卷、石膏、赤芍、丹皮。

18. 清泄心包法　用于温邪内陷心包，神昏谵语。药如紫雪丹、牛黄清心丸，夹湿者用神犀丹。

19. 泻下实热法　用于肠胃热结、便闭。药如大黄、枳实、玄明粉。

20. 清化荡积法　用于湿热食滞，腹痛下痢。药如木香、枳实、黄连、青皮、槟榔。

21. 清降相火法　用于肝胆火旺。药如龙胆草、赤芍、黄芩、焦山栀、木通。

22. 辛热逐寒法　用于寒邪直中三阴症。药如附子、干姜、肉桂。

23. 甘温扶阳法　用于肾阳虚。药如鹿茸、枸杞子、巴戟天等。

24. 温运脾阳法　用于脾脏虚寒。药如白术、炮姜、肉果。

25. 温胃散寒法　用于胃寒泛酸，呕吐清水。药如吴茱萸、生姜，呃逆者用丁香、刀豆子。

26. 辛滑通阳法　用于胸痹症，阳为寒遏。药如薤白、桂枝、瓜蒌。

27. 益火培土法　用于命门火衰，脾虚久泻。药如补骨脂、益智仁、炮姜。

28. 引火归原法　用于浮阳上越，上热下寒。药如熟地、附子、肉桂、五味子。

29. 平肝理气法　用于肝气横逆，胸腹胀痛。药如青皮、枳壳、金铃子、延胡索。

30. 舒肝和络法　用于胁痛症久痛入络。药如丹参、桃仁、郁金、橘络。

31. 疏气宽中法　用于胸闷嗳气，频转矢气。药如香附、陈皮、枳壳、佛手。

32. 降气平逆法　用于气喘实症。药如沉香、檀香、乌药、枳实。

33. 重镇降逆法　用于胃虚呃逆，冲气上逆。药如代赭石、磁石。

34. 调理肝脾法　用于肝脾气滞。药如当归、白芍、柴胡、白术、茯苓。

35. 行气祛瘀法　用于妇女痛经病，量少夹瘀。药如川芎、红花、益母草、香附、两头尖。

36. 温经和营法　用于血分有寒，月经后期。药如当归、艾绒、肉桂。

37. 清热凉血法　用于血热吐衄，或月经先期。药如生地、丹皮、侧柏叶、藕节、黄芩。

38. 温通肝经法　用于少腹冷痛，或疝气胀坠。药如乌药、小茴香、荔子核、延胡索。

39. 活血镇痛法　用于瘀血停留，跌打损伤。药如红花、参三七、地鳖虫、落得打、乳香、没药。

40. 化症消积法　用于癥瘕积聚，肝脾肿大。药如三棱、蓬莪术、穿山甲。

41. 宣肺化痰法　用于伤风咳嗽。药如牛蒡子、桔梗、杏仁、象贝。

42. 温化湿痰法　用于咳嗽痰多薄白。药如半夏、陈皮、茯苓。

43. 清化痰热法　用于咳嗽痰粘，肺有伏热。药如天竺黄、川贝、海蜇、荸荠。

44. 肃肺涤痰法　用于痰多咳喘，药如苏子、旋覆花、白果。

45. 温化痰饮法　用于痰饮咳嗽症，药如桂枝、白术、半夏、五味子、干姜。

46. 开窍涤痰法　用于中风昏仆，痰涎涌塞。药如远志、菖蒲、竹沥、皂角炭。

47. 消磨痰核法　用于瘰疬症。药如昆布、海藻、山慈姑、僵蚕。

48. 芳化湿浊法　用于湿阻中焦。药如苍术、厚朴、陈皮。

49. 辛香健胃法　用于气阻湿滞，食欲不振。药如豆蔻、砂仁、佛手。

50. 渗利水湿法　用于停湿小便不利。药如泽泻、车前子、茯苓，黄疸症小便短赤，用茵陈蒿。

51. 通利淋浊法　用于淋浊症，小便不利刺痛。药如瞿麦、石苇、海金沙、萹蓄。

52. 攻逐水饮法　用于腹水或水停胸胁。药如葶苈、大戟、甘遂、牵牛子、商陆。

53. 分消水肿法　用于全身浮肿，在上宜汗，在下宜利，所谓开鬼门（指毛孔），洁净府（指膀胱）。药如浮萍、防风、冬瓜皮、生姜皮、防己。

54. 消导和中法　用于伤食症。药如神曲、山楂、莱菔子。

55. 驱除虫积法　用于虫积腹膨形瘦。药如使君子、雷丸、槟榔、五谷虫。

56. 养血滋肝法　用于血虚症。药如何首乌、当归身、白芍、潼沙苑、驴皮胶。

57. 滋补肾阴法　用于阴虚症。药如生地、山萸肉、女贞子。

58. 柔肝潜阳法　用于肝阳上扰。药如白芍、菊花、天麻、钩藤。

59. 育阴定风法　用于阴虚引动内风。药如龟甲、牡蛎、鳖甲、玳瑁。

60. 养心宁神法　用于怔忡、失眠。药如驴皮胶、枣仁、夜交藤、柏子仁。

61. 养阴退蒸法　用于阴虚潮热。药如鳖甲、地骨皮、银柴胡、丹皮。

62. 清养肺阴法　用于肺热气阴不足。药如沙参、麦冬、玉竹。

63. 甘凉生津法　用于胃阴耗伤。药如石斛、天花粉、芦根。

64. 补益中气法　用于脾胃气虚。药如黄芪、党参、白术、山药。中气下陷者，用升麻、柴胡。

65. 固摄精关法　用于遗精滑泄。药如金樱子、莲须、莲肉、煅龙骨。

66. 厚肠收脱法　用于久泻不止。药如扁豆、诃子、赤石脂、御米壳。

67. 润肠通便法　用于大肠枯燥，便坚困难。药如麻仁、郁李仁、瓜蒌仁。

68. 升清降浊法　用于清阳下陷，浊气中阻。药如葛根、山药、扁豆、陈皮。

69. 交通心肾法　用于水火不济，失眠艰寐。药如黄连、肉桂。

70. 金水相生法　用于肺肾两虚，潮热颧红。药如生地、天冬、麦冬、百合。

71. 培土生金法　用于肺虚脾弱，清补两难。药如山药、芡实、扁豆、谷芽。

72. 扶土抑木法　用于肝旺脾弱，腹痛泄泻。药如白术、防风、白芍、陈皮、甘草。

上述治法，从一至十多用于外感症，十一至二十八多用于寒症和热症，二十九至四十多用于气分和血分病，四十一至五十五多用于痰、食、水湿症，五十六以下多用于虚弱症候。就八法说来，已经化出不少法则，但是还不够全面，接触到具体症候还有更多更细致的治法。在这些方法里，可以看到八法是一种治疗原则，应用时必须根据病因、病症和发病部位等具体情况，反复研究后选用。同时也能看到有好几种药物的功效相近，而用法却有区别，也应加以适当的选择。

第三章 方剂之部

第一节 方 制

一、君臣佐使

用多种药物配成的处方，称做方剂。方剂的组成有一定的法度，称做方制。所以，方剂是用单味药物治疗的进一步发展。它的特点是：具有综合作用，治疗范围较广，并能调和药物的毒性，减少或避免不良反应。

方剂的组成，分君、臣、佐、使四项。一般处方用药多在四种以上，均按这四项配伍，即使少于四种药或多至几十种，也不能离此法则。否则漫无纪律，方向不明，前人所谓有药无方。

1. 君　君是一方的主药，针对一病的主因、主症能起主要作用的药物，即《内经》所说："主病之谓君。"君药不一定一方只有一个，也不一定猛烈的药才能当君药，主要是看具体情况和需要来决定的。李东垣曾说："假如治风则用防风为君，治寒则用附子为君，治湿则用防己为君，清上焦则用黄连为君，清中焦则用黄芩为君。"依此类推，即使是比较性味薄弱的药物如桑叶、菊花、陈皮、竹茹等，都有作为君药的资格。

2. 臣　《内经》上说："佐君之谓臣。"臣是指协助和加强君药效能的药物，如麻黄汤中的桂枝就是帮助麻黄发汗解表的，所以它在麻黄汤中是臣药。臣药在一个方剂内，不限定只有一味，一种君药可以有几种臣药；如果一方中有两个君药，还能用较多的臣药来配伍。

3. 佐　臣之下称做佐，佐药就是接近于臣药的一种配伍药。除了与臣药一样协助君药的作用，还能协助君药解除某些次要症状。例如麻黄汤用杏仁为佐，其作用就是宣肺、平咳，帮助君药解除麻黄汤症的次要症状。另一方面，假使君药有毒性或者药性太偏，也可利用佐药来调和。

4. 使　从使字的意义来看，使药是一方内比较最次要的药物。《内经》说:“应臣之为使。”可知使药是臣药的一种辅助药。在临症上一般把使药理解为引经药，引经药的意思是将药力引到发病场所，所以也叫引药，俗称药引子。

君臣佐使等字面虽含有封建意味，但实质上是用来代表主要药和协助药，以说明方剂的组织形式。几千年来中医在方剂的配合方面积累了十分丰富的经验，无论经方和时方都是遵守这个原则制定的。

在这里顺便谈一谈“经方”和“时方”的问题。中医从单味药的使用发展到方剂，这是很早以前的事，《内经》里就有乌贼骨、茹藘和雀卵组成的血枯方，制半夏和秫米组成的失眠方，泽泻、白术和麋衔组成的酒风方等。到张仲景博采众方撰述《伤寒论》和《金匮要略》，方剂更为完备。后人重视其著作尊为经典，并称其方为经方，把后来方剂叫做时方。我们认为经方的疗效是肯定的，但时方的价值也是不可否认的。时方的形成，也是中医学术不断发展的例证之一。同样的理由，上面说过的六经辨症法是以《伤寒论》为主，三焦辨症法是以《温病条辨》为主，一在汉朝，一在清代，不仅没有抵触，而且相得益彰。《温病条辨》的方剂在《伤寒论》的基础上还有不少的发挥和补充。所以，在古为今用的目标下，我们应重视经方，也应重视时方，还要重视现代的有效方剂。

二、七　方

方剂在应用上，由于所用药物的种类多少和产生疗效的快慢不同，又分为七类，简称七方，即大方、小方、缓方、急方、奇方、偶方和复方。

1. 大方　病邪强盛，非大力不能克制，须用大方，如下法中的大承气汤便是。用大方的时候，应先考虑正气能否胜任，因为大下可以伤阴，大汗可使亡阳，邪虽去而正气亦伤，这就失却用大方的意义了。

2. 小方　小方和大方是相对的。邪气轻浅的，只要用较轻的方剂，或者根据大方减小其制，这就叫做小方，如下法中的小承气汤便是。

3. 缓方　一般慢性、虚弱性病症，不能急切求效，宜用药方缓和的方剂来长期调养，如补法中的四君子汤，即是缓方一类。

4. 急方　急方和缓方是相对的，是在病势危急时用来急救的。例如腹泻不止，手足逆冷，脉微欲绝，用四逆汤回阳。急症用急方，不仅药力要专，药量也宜重，故常与大方结合应用。

5. 奇方　奇是单数，奇方即专一的意思。如病因只有一个，就用一种君药来治疗主症，以求其药力专一，故叫奇方。但奇方并不等于单味药，亦有臣药、佐药等配合。

6. 偶方　偶是双数，含有双方兼顾的意思。如同时有两个病因，需要用两种君药来治疗的，就叫偶方。临症上所说的汗下兼施，或攻补并用，都属偶方一类。

7. 复方　复是复杂、重复的意思。凡是病因较多或病情较复杂的就需用复方治疗，如五积散是由麻黄汤、桂枝汤、平胃散和二陈汤等方剂组成，用一方来祛除风、寒、痰、湿以及消痞去积。另一种是指用此法不效，再用它法，它法不效，更用另一方法，如《内经》所说："奇之不去则偶之，偶之不去则反佐以去之。"所以，在某些情况下，复方也叫重方，不同于一般与单味药相对而言的复方。

七方是方剂组成的法则之一。除此以外，还有从治疗作用来分的。如张景岳曾把方剂分为"八阵"，即补阵、和阵、攻阵、散阵、寒阵、热阵、固阵、因阵。补阵的方剂是用于元气亏损，体质虚弱的病症；和阵的方剂是用来调和病邪的偏胜；攻阵的方剂是用于内实症的；散阵的方剂是用于外感症的；寒阵的方剂是用于热症的；热阵的方剂是用于寒症的；固阵的方剂是用于滑泄不禁症的；因阵的方剂都是因症立方的。目前一般方剂的分类多照汪昂《医方集解》所分，计分二十二类：

1. 补养剂　滋补人体阴阳气血不足，消除一切衰弱病症，如六味地黄丸、四君子汤等。

2. 发表剂　疏散外邪，解除表症，如麻黄汤、桂枝汤等。

3. 涌吐剂　引邪上越，使其呕吐，如瓜蒂散、参芦散等。

4. 攻里剂　以通便导滞，清除肠胃实邪为主，如大承气汤、大陷胸汤等。

5. 表里剂　既疏表邪，又除里邪，表里双解法，如大柴胡汤、桂枝加大黄汤等。

6. 和解剂　用和解方法来达到祛除病邪为目的，如小柴胡汤、逍遥散等。

7. 理气剂　疏理气机，解郁降逆，如四七汤、旋覆代赭汤等。

8. 理血剂　和血祛瘀，养营止血，如四物汤、胶艾汤等。

9. 祛风剂　通阳散风、滋阴息风，如小续命汤、地黄饮子等。

10. 祛寒剂　扶阳温中，祛逐内寒，如真武汤、四逆汤等。

11. 清暑剂　清解暑邪，如香薷饮、六一散等。

12. 利湿剂　排泄水湿，如五苓散、五皮饮等。

13. 润燥剂　滋润津血枯燥，如琼玉膏、消渴方等。

14. 泻火剂　清热解毒，如白虎汤、黄连解毒汤等。

15. 除痰剂　化痰涤痰，如二陈汤、礞石滚痰丸等。

16. 消导剂　消积行气，健运脾胃，如积术丸、保和丸等。

17. 收涩剂　收敛精气，固涩滑脱，如真人养脏汤、金锁固精丸等。

18. 杀虫剂　驱除肠寄生虫，如集效丸、化虫丸等。

19. 明目剂　专治目疾，如羊肝丸、拨云退翳丸等。

20. 痈疡剂　专治外科肿疡、溃疡，如真人活命饮、散肿溃坚汤等。

21. 经产剂　专治妇科月经及胎前、产后疾病，如六合汤、达生饮等。

22. 救急方　包括急救冻死、溺死及毒虫咬伤等方。

中医的方剂，一般很难分类，原因是一个方剂往往包含多种效能，因而不能把它固定在一个门类内，即使几个方剂的治疗目的一致，但使用上又有很大出入。例如补养剂，不仅用于虚弱症，也能用于其他症候；而且补养一类的方剂也不是任何虚弱症都能适应的。此外，方剂中药物的加减，用量的多少，都能使其性质和作用改变。例如麻黄汤用麻黄、桂枝、杏仁、甘草组成，为发汗解表剂，倘把桂枝改为石膏，便为麻杏石甘汤，治肺热气喘，或把桂枝除去不用，便为三拗汤，治伤风感冒、鼻塞、咳嗽等症。又如小承气汤和厚朴三物汤，同样用大黄、枳实、厚朴组成，但小承气汤以大黄为君，厚朴为佐，厚朴的用量比大黄减半；厚朴三物汤以厚朴为君，大黄为佐，厚朴的用量就比大黄加一倍。这样，小承气汤适用于泻热通大便，而厚朴三物汤则是行气除满的方剂了。这说明根据治疗作用的分类，是指其主要作用而言，运用时必须考虑。

三、剂　型

方剂有多种剂型，各具不同的性质和不同的效用，常用的有丸、散、膏、丹、酒、汤等几类：

1. 丸剂　丸剂俗称丸药或药丸。将药物研成细粉后，加冷开水或蜜、或米糊、面糊等黏合物作成的圆形体。根据治疗上的要求，丸剂的大小和重量是不一致的，有小如芥子的，有大如弹丸的，也有如绿豆或梧桐子大的。大约大丸每粒重一钱、二钱或三钱；小丸每两二百至四百粒；细小丸每两六百至一千五百粒；极小丸每两五千至一万粒。

丸药入胃，吸收较慢，多用于慢性疾病之须长期服食者，故前人所说“丸者缓也”，就是这个意思。又病在下焦亦多用丸，取其吸收慢到达肠内才发生作用；也有急症、重症采用丸剂的，因可先期制成，取其便捷。

2. 散剂　即粉剂，将药物研成细粉。有分研、合研、陆续配研等手续。一般多用合研，但带黏性的药物如乳香、没药、血竭、孩儿茶等，或挥发性强烈的药物如麝香、冰片、樟脑等；或较贵重的药物如犀角、羚羊角、珍珠、熊胆、蟾酥等，均用分研。陆续配研是因处方中含有少量贵重药或有其他必须分研后药物时用之，法将需要配研的药物分研后，置一种于乳钵内，然后加入等量的其它药粉，研匀以后，再加等量的其它药粉同研，陆续倍量，增加至全部混合均匀为止。

散剂用于内服，药力较丸剂为速；亦用于嗃鼻，或作外敷用。

3. 膏剂　将药物用水煎汁，浓缩成稠厚半固体状，挑取适量，用开水冲服。一般制法，药物水浸一夜，煎两次至四次，取汁分次过滤，合并再熬，至不渗纸为度。另外有用植物油熬炼的，则为外贴用膏药。

膏剂多为滋补类，用于慢性虚弱症，冬季服用的膏滋药亦属这一类。

4. 丹剂　丹是用升华或熔合等方法制成的，主要为矿物类药物。也有用一般药物混合制成的，则取“赤心无伪曰丹”的意思。丹的剂型不一，有丸有散和锭剂等。

用法与丸、散剂相同。

5. 酒剂　为药物用白酒作溶剂浸取所得的浸出液，故俗呼药酒。制法分冷浸和热浸两种，冷浸将药物泡在酒内，过一个时期即可服用；热浸是药物和酒密封坛内，隔水用文火缓缓加热，保持低温，经过三至七天，去火放冷。

药酒多用于风湿痹痛，借酒的力量来帮助流通气血，加强舒筋活络的效能。

6. 汤剂　即水煎剂，用适当的水煎取药汁，倾出后加水再煎，第一次为头煎，第二次为二煎。一般每剂均煎两次，服法有头、二煎分开服的，也有将头、二煎药汁合并后，再分两次服的。

临症上，汤剂应用最广，不仅吸收快，作用强，而且便于随症加减。

丸、散、膏、丹和酒剂，多数属于成药，亦可视病症需要，处方配合。一部分丸散膏丹除单独使用外，也能放在汤剂内包煎，或用药汁冲服。

第二节　基本方剂和处方

一、基本方剂

徐灵胎说：“欲治病者必先识病之名，能识病名而后求其病之所由生。知其所由生，又当辨其生之因各不同而症状所由异，然后考其治之之法。一病必有主方，一方必有主药，或病名同而病因异，或病因同而病症异，则又各有主方、各有主药，千变万化之中，实有一定不移之法，即或有加减出入而纪律井然。”的确，治疗每一种病必须辨证求因，才能确定治疗方针。同时，一病有一病的主治法，也必然有主方和主药，这是治病的基本法则。在这基础上，再根据具体病情加减出入，灵活运用，才能收到良好效果。

前人留传下来的成方，都是通过实践得来的，必须加以重视，特别是几个基本方剂，必须熟悉。现在择要说明，以见一斑。

1. 四君子汤　人参、白术、茯苓、甘草。为补气主方，用于脾胃薄弱、食少、泄泻等症。气不运者，可以加陈皮，名异功散；胃寒者，可以加木香、砂仁，名香砂六君子汤。

2. 四物汤　生地、当归、白芍、川芎。为养血主方，用于肝血虚滞，妇人经水不调。气血俱虚，可与四君子汤同用，名八珍汤；除去生地、白芍名佛手散，能行血活血。

3. 六味地黄丸　熟地、山萸、山药、茯苓、丹皮、泽泻。为养阴主方，用于肾水亏乏，腰痛、遗精等症。虚寒者可以加附子、肉桂，名桂附八味丸；内热者，可加黄柏、知母，名知柏八味丸；单加肉桂，名七味地黄丸，能引火归原；加五味子名七味都气丸，能治痨嗽。

4. 四逆汤　附子、干姜、炙甘草。为回阳主方，用于寒盛阳微，四肢厥冷，水泻不止。寒伤血分，脉细欲绝，可加当归、木通，名当归四逆汤；风湿相搏，身体烦疼，可加白术、大枣，名术附汤。

5. 桂枝汤　桂枝、白芍、炙甘草、生姜、大枣。为调和荣卫主方，亦治伤风。汗不止者可加附子，名桂枝加附子汤；精关不固，可加龙骨、牡蛎，名桂枝加龙骨牡蛎汤；倍白芍、加饴糖，名小建中汤；再加黄芪，名黄芪建中汤，治中气虚寒腹痛。

6. 麻黄汤　麻黄、桂枝、杏仁、炙甘草。为发散风寒主方，用于寒热、无汗，脉象浮紧。夹外湿者，可加白术，名麻黄加术汤；去桂枝，加石膏，名麻杏石甘汤，治表邪内陷，肺热气喘。

7. 银翘散　银花、连翘、豆豉、荆芥、薄荷、牛蒡、桔梗、甘草、竹叶、芦根。为风温初起主方，用于发热、口渴、脉象浮数。咳嗽者可加杏仁、象贝，宣肺化痰；热重者，可加山栀、黄芩清气。

8. 六一散　滑石、甘草。为清暑主方，用于身热烦渴，小便短赤。清心可加辰砂，名益元散；散风可加薄荷，名鸡苏散。

9. 平胃散　苍术、厚朴、陈皮、炙甘草、生姜、大枣。为化湿主方，用于满闷、呕恶、舌苔白腻。痰多者可与二陈汤同用，名平陈汤；泄泻溲少，可与五苓散同用，名胃苓汤。

10. 五苓散　茯苓、泽泻、猪苓、白术、桂枝。为利湿主方，用于小便不利，饮水吐逆。无寒但渴者，可除去桂枝，名四苓散。

11. 十枣汤　芫花、甘遂、大戟、大枣。为泻水主方，用于水饮内停，胸胁满痛。

12. 琼玉膏　生地、人参、茯苓、白蜜。为润燥主方，用于津液枯涸，气虚干咳者。

13. 五仁丸　桃仁、杏仁、柏子仁、松子仁、郁李仁、陈皮。为润肠主方，用于津枯大便困难者。

14. 白虎汤　石膏、知母、甘草、粳米。为清热主方，用于壮热、口渴、汗出、脉象洪大。气阴虚者，可加人参，名人参白虎汤；夹湿者，可加苍术，名苍术白虎汤。

15. 黄连解毒汤　黄连、黄芩、黄柏、山栀。为泻火主方，用于三焦积热，狂躁烦心，迫血妄行等症。

16. 普济消毒饮　玄参、黄连、黄芩、连翘、板蓝根、马勃、牛蒡、薄荷、僵蚕、升麻、柴胡、桔梗、甘草、陈皮。为清温毒主方，用于大头瘟、咽痛、口渴等症。

17. 清骨散　银柴胡、胡黄连、秦艽、鳖甲、地骨皮、青蒿、知母、甘草。为清虚热主方，用于骨蒸劳热，阴虚，午后潮热或夜间发热。

18. 三仁汤　杏仁、蔻仁、苡仁、厚朴、半夏、通草、滑石、竹叶。为清化湿热主方，用于湿温身热，胸闷，渴不欲饮。

19. 达原饮　厚朴、常山、草果、槟榔、黄芩、知母、菖蒲、青皮、甘草。为治湿热瘟疟主方，用于湿浊夹热阻滞中焦，寒热胸闷，舌苔厚腻等症。

20. 二陈汤　姜半夏、陈皮、茯苓、甘草、生姜。为除痰主方，兼能理气、去湿、和中。如顽痰胶固，可加胆星、枳实，名导痰汤；胆虚不眠，可加竹茹、枳实，名温胆汤。

21. 清气化痰丸　姜半夏、胆星、橘红、枳实、杏仁、瓜蒌仁、黄芩、茯苓。为清痰热主方，用于气火有余，炼液成痰。

22. 三子养亲汤　苏子、白芥子、莱菔子。为平痰喘主方，用于气实痰多，喘满胸闷。

23. 保和丸　山楂、神曲、茯苓、半夏、陈皮、莱菔子、连翘、麦芽。为消食主方，用于嗳腐吞酸，腹痛泄泻等症。气分郁滞，可与越鞠丸同用，名越鞠保和丸。

24. 小活络丹　川乌、草乌、川芎、地龙、胆星、乳香、没药。为活络主方，用于痰湿入络，手足麻木等症。

25. 天王补心丹　枣仁、当归、生地、柏子仁、天冬、麦冬、远志、五味子、人参、丹参、玄参、桔梗。为安神主方，用于健忘、怔忡、失眠，虚火上炎等症。

26. 牛黄清心丸　犀黄、黄连、黄芩、山栀、郁金、辰砂。为开窍主方，用于邪陷心包，神识昏迷。

27. 金锁固精丸　潼沙苑、芡实、莲须、龙骨、牡蛎。为固精主方，用于精关不固，滑泄不禁。

28. 牡蛎散　煅牡蛎、黄芪、麻黄根、浮小麦。为固表主方，用于阳虚自汗。

29. 诃子散　御米壳、诃子、炮姜、橘红。为涩肠主方，用于泄泻不止，脱肛。

30. 补中益气汤　黄芪、人参、甘草、白术、陈皮、当归、升麻、柴胡、姜、枣。为升提主方，用于中气下陷，或气虚不能摄血。

31. 七气汤　厚朴、半夏、茯苓、紫苏、姜、枣。为行气主方，用于气分郁滞，胸满喘促。

32. 越鞠丸　香附、苍术、川芎、神曲、山栀。为舒郁主方，用于胸膈痞闷、吞酸呕吐、饮食不消等症。

33. 十灰散　大蓟、小蓟、侧柏叶、荷叶、茅根、茜草、大黄、山栀、棕榈皮、丹皮。为止血主方，用于劳伤吐血。

34. 桃仁承气汤　桃仁、大黄、桂枝、甘草、玄明粉。为祛瘀主方，用于蓄血及妇人经闭。

35. 小柴胡汤　柴胡、黄芩、人参、半夏、炙甘草、姜、枣。为和解主方，用于寒热往来、胸胁苦满、口苦目眩等症。

36. 逍遥散　柴胡、当归、白芍、白术、茯苓、甘草、薄荷、生姜。为疏肝主方，用于头痛目眩、抑郁不乐，及妇人月经不调。火旺者可加丹皮、山栀，名加味逍遥散。

37. 瓜蒂散　瓜蒂、赤小豆、豆豉。为催吐主方，用于痰涎壅积上脘。

38. 大承气汤　大黄、厚朴、枳实、元明粉。为泻下主方，用于实热便闭、腹痛拒按；津液不充者可去元明粉，加麻仁、杏仁、芍药，名脾约麻仁丸。

39. 木香槟榔丸　木香、槟榔、青皮、陈皮、蓬莪术、黄连、黄柏、大黄、香附、牵牛子。为导滞主方，用于胸痞、腹胀、便闭，或下痢、里急后重等症。

40. 化虫丸　使君子、鹤虱、槟榔、苦楝子、芜荑、胡粉、枯矾。为杀虫主方，用于因肠寄生虫引起的腹痛阵作。

以上方剂，仅从病因和症候等方面提出一些通治的例子。雷福亭曾说："尝考丹溪治病，凡遇气亏者以四君子汤，血亏者以四物汤、痰饮者以二陈汤，湿食者以平胃散，都以四方为主，更参解郁治之，药品不繁，每多中病。"可见掌握通治方剂也是临症上必需的，但是通用方也当切合病情，不等于笼统施用。大凡每一个病都有主方，一病有几种症候又各有主方，这里所说的通治方是一方能治多种病的，这就在了解通治方之后，还应进一步钻研各病的主方和各种症候的主方，才能更细致的随症化裁。关于这方面的参考书可采用《兰台轨范》，一般检查则《医方集解》最为通用。

二、处方举例

中医的处方，实际上包括理、法、方、药一套知识在内，也就是理论和实践结合的具体表现。中医处方有一个特点，就是有案有方。案即脉案，处方时先将脉案写好，然后立方。脉案的内容包括症、因、脉、治四项，脉又包括四诊。一般先叙症状，次叙病因，次叙脉、舌、气色，最后指出治疗方针。当然，这也并不刻板，可以先叙症、脉，再叙因、治，或先把原因提出，再叙脉、症，只是大体上不越出这范围。例如叶天士治咳嗽的脉案："脉右浮数，风温干肺化燥，喉间痒，咳不爽，用辛甘凉润法。" 又："积劳更受风温，咽干，热咳，形脉不充，与甘缓柔方。" 又："舌白、咳嗽、耳胀、口干，此燥热上郁，肺气不宣使然。当用辛凉，宜薄滋味。" 又："脉来虚弱，久嗽，形瘦，食减，汗出，气短。久虚不复谓之损，宗《内经》：形不足温养其气。" 以上所举各案，在叙法上对症、因、脉、治虽有先后之不同，但老实写出，活泼泼地，不受拘束，而仍不离症、因、脉、治的范围。

对病症有了全面的认识之后，然后写方。写方时，那些是主药，那些是协助的，胸中要有成竹。大概主药写在前，助药写在后，助药中又有主要和次要，同样依次书写，这就包含着君、臣、佐、使的意义在内。过去药方都直行写，习惯上分为三排，也有两排或四排的，视药味多少而定。先写第一排，再写第二、第三排。所以中药方应当一排一排看，如果一行一行看是分不出主次的。现在多数改用横写，比较以前更要清楚了。

兹为便于理解，附录近案数则，包括汤剂、丸剂、散剂和膏方的处理。并非示范，聊供参考而已。

1. 自诉肝脏肿大已近一年，右胁掣痛以季肋处最为明显，有时牵及后背及少腹，易感疲劳，食欲不振，本有痛经宿恙，经期内尤觉精神困乏。脉象细弦，舌净，二便正常。胁为肝之分野，前人谓久痛入络，即拟舒气和血法。

当归须钱半　生白芍二钱　软柴胡炒，一钱　丹参二钱　桃仁泥钱半，包　广郁金钱半　金铃子钱半　路路通钱半　橘络一钱　沉香曲钱半　佛手八分

2. 胃痛每发于空腹时，得食即定，微有泛酸，不能茹冷，大便或黄或黑，形体消瘦。症属中气虚寒，拟黄芪建中汤加减。

炙黄芪三钱　炒桂枝八分　炒白芍钱半　炙甘草一钱　驴皮胶钱半　炮姜炭八分　红枣四个　饴糖一两，分两次药汁冲服

3. 半年中常有齿龈出血，并觉肢软乏力，渐增头晕、眼花、耳鸣、心悸、心慌，经医院检查血象全细胞减少，诊断为再生不良性贫血。现诊面色萎黄，手足多汗，舌质淡白，脉象浮大而数。劳损之根，治拟温养肝肾，着重于命门。

熟地四钱　熟附片二钱　生黄芪三钱　鹿角胶二钱　山萸肉二钱　枸杞子三钱　炒白芍三钱　潼沙苑三钱　煅牡蛎五钱　龙眼肉五钱　红枣十个

4. 自秋至冬，泄泻未止，一日二三次，肠鸣腹不痛，但腹部不耐风寒，稍觉凉意，大便次数即加，肠鸣亦甚。脉沉无力，尚能纳食。病在下焦，当温肾厚肠，略参升清，为拟丸方久饵。

熟附片二两　炮姜炭一两　炒白术二两　煨益智二两

煨肉果二两　诃子皮两半　云茯苓三两　炒山药三两　煨葛根一两

共研细末，水泛为丸如绿豆大，每服三钱，一日两次，早上、睡前用温开水送下。

5. 患肺吸虫病已近两年，咯痰挟血，稍带腥味，近来心慌失眠，体力不如从前。中医无此病名，姑据《千金》、《外台》所载肺虫症及尸疰症拟方，不知能获效否。

麦冬两半　麝香一分　黄连一两　朱砂二钱　雄黄一钱　川椒一两　桃仁二两　獭肝二两

上药配研细粉，每服钱半，一日三次，早、午、晚饭后，用温开水送下。

6. 遗精多年，或有梦，或无梦，服药亦时效时无效。近增阳痿，肢软腰酸，体重减轻，心中忧恐，无法自释。脉象沉细，入冬四末清冷，小溲频数窘迫。阴虚及阳，下元极亏，但心气怯弱不能下交于肾，亦为原因之一。乘兹冬令闭藏，为拟膏方调养。

炙黄芪三两　野台参三两　山药三两　熟地四两　山萸肉两半　制黄精三两　当归身两半　炒白芍两半　制首乌三两　潼沙苑三两　菟丝饼三两　枸杞子三两　仙灵脾三两　补骨脂三两　蛇床子两半　韭菜子二两　覆盆子二两　金樱子三两　炙狗脊二两　炒杜仲三两　北五味一两　节菖蒲五钱　炙远志两半　云茯神三两　煅龙牡各三两　湘莲肉八两　红枣八两

宽水浸一夜，浓煎三次，滤取清汁，加入：龟鹿二仙胶八两先用陈酒烊化，黄狗肾两条先燉烊，冰糖一斤，搅和收膏。每天上下午空腹时，各用开水冲服一食匙，倘有伤风感冒，暂停数天。

研究处方，必须多看医案，医案是中医的临症记录，如《临症指南》就是叶天士的医案，也就是他平日治病的方案。由于中医处方不只记录用药，更全面地记录下有关病人的得病原因、症状、四诊、治法、处方，和详细的分析、论断。是理论与实践相结合的产物，对学习具有很大的帮助和启发作用。同时一个人的见解和经验毕竟有限，还必须广泛地多看各家医案，虽然不一定都有好处，但必然有其特长的地方，我们认为只有像蜜蜂酿蜜般的吸取百花精华，才能更丰富自己的知识和经验。因此，也能说各家医案是医生终身的良师。

第四章 药物之部

第一节 采集和炮制

一、采 集

中药品种，据李时珍《本草纲目》记载有 1892 种，后来，赵学敏《本草纲目拾遗》又增加了 716 种之多，以后，各地陆续有民间应用药草出现，一般估计当在 3000 种左右。这些中药包括动物、植物、矿物三部，而以植物占大多数。因此，中医药物书籍称做“本草”。

药物的产地和采集时期，对于疗效有着密切关系。故李东垣曾说：“凡诸草木昆虫，产之有地，根叶花实，采之有时。失其地则性味少异，失其时则气味不全。”举例来说，如贝母产于四川的和浙江的效用不同；羌活和独活，草红花和藏红花，也不相同。因而，中药有很多名字是根据产地而起的，如党参因产上党得名，川芎因产四川得名。在一般处方上还特地写明产地如川贝母、浙贝母，以及川桂枝、川黄柏、广木香、秦当归、杭菊花、云茯苓、建泽泻等，目前有些已不需要，有些还是应当写明。

由于植物的生长成熟各有一定时期，入药部分又有根、茎、花、叶之分，所以药物气味的保全和消失，全靠采集季节的是否适当，及时采集不仅提高功效还能保证丰收。兹简介如下：

1. 根　药物用根部，取其上升之气，如升麻、葛根等，应在尚未萌芽或已枯萎时采取，精华蕴蓄于下，药力较胜。

2. 茎　能升能降，取其调气，如苏梗、藿梗等，应在生长最盛时采取。

3. 叶　取其宣散，如桑叶、荷叶等，亦以生长茂盛时采取为良，但不宜于下雨后采摘，防止霉烂变质。

4. 枝　取其横行走四肢，如桑枝等，采集方法同茎、叶。

5. 花　取其芳香宣散，如菊花、辛夷花等，应在含苞待放或初放时采取，其气最浓。

6. 实　取其下降之气，如枳实、青皮等。应于初熟或未老熟时采取。

7. 子　取其降下之气，如苏子、车前子等，应在老熟后采取。

8. 仁　取其润下，如杏仁、柏子仁等，宜老熟后采取。

9. 节　取其利关节，如松节等，以坚实为佳。

10. 芽　取其发泄，如谷芽、麦芽等，可随时用人工发芽。

11. 刺　取其攻破，如皂角刺等。

12. 皮　以皮行皮，取其达皮肤之意，如生姜皮、茯苓皮等。

13. 心　取其行内脏之意，如竹叶心、莲子心等。

14. 络　取其能入经络之意，如橘络、丝瓜络等，应在成熟后采取。

15. 藤　取其能走经络四肢，如络石藤、海风藤等，应在茂盛时采取。

以上指一般而言，在具体应用上又有分别，如葛根根实，升津而不升气；升麻根空，升气而不升津；牛膝其根坚实而形不空，味苦而气不发，则无升发之力。故具体确定药物的作用应从形、色、气、味全面考虑，不能仅从某一点来下结论。即如采集时期，也因节气有迟早，气候有变化，对药物的生长成熟都有影响，故必须根据实际情况而定。

二、炮　制

生药中有些具有毒性，或性质猛烈，不能直接服用；有些气味恶劣，不利于服用；有些必须除去不适用部分；也有些生和熟的作用有差别。因此，中药里有很多是经过加工的。对药物加工的意义，不外消除或减低药物的毒性，以及适当地改善药物性能。前者如半夏，用生的，会刺激咽喉，使人音哑或中毒，须用姜汁制过；后者如地黄，用生的，性寒，能凉血，蒸制成为熟地，其性就变为温而补血；或将生地炒炭则止血，熟地炒松则可减少黏腻的流弊。中药加工，称做炮制，也叫修治。

1. 煅　将药物直接放在火里烧红，或放于耐火的器皿内将其烧透。这种方法，大多用于矿物类和贝类药物，如龙骨、牡蛎等。

2. 炮　将药物放于高温的铁锅内急炒，以四面焦黄爆裂为度，如炮姜等。

3. 煨　将药物裹上湿纸或面糊，埋于适当的火灰内，或放在弱火内烘烤，以纸或面糊的表面焦黑为度，如煨姜、煨木香等。

4. 炒　将药物放在锅内拌炒，或炒黄，或炒焦，或炒成为炭，如炒白术、炒谷芽、焦山栀、焦楂炭等。

5. 炙　在药物拌炒时，和入蜂蜜、酥油等，以炒黄为度，如炙黄芪、炙甘草等。

6. 焙　将药物用微火使其干燥，如制水蛭、蝱虫等。

7. 烘　即将药物用微火焙干，但火力较焙更弱，如制菊花、金银花等。

8. 洗　将药物用水洗去泥土杂质。

9. 漂　将药物浸在水内，除去咸味或腥味，时间较洗为长，并须经常换水，如制苁蓉、昆布等。

10. 泡　将药物放在清水或沸水内，以便捻去外皮，如制杏仁、桃仁等。

11. 渍　将药物用水渐渐渗透，使其柔软，以便切片。

12. 飞　将药物粉末和水同研，使其更加细净，如制滑石、朱砂等。

13. 蒸　将药物放在桶内隔水蒸熟，如制大黄、首乌等。

14. 煮　将药物放在水内或其它液汁内煎煮，如制芫花等。

15. 淬　将药物放在火内烧红，取出投入水或醋内，如制磁石、自然铜等。

概括的说，炮制不离水火，上述各种方法中，一至七是火制法，八至十二是水制法，十三至十五是水火合制法。

炮制时有用酒、醋、盐水等配合者，这是根据治疗的需要。如酒制取其升提，姜汁制取其发散，盐水制取其入肾而软坚，醋制取其走肝而收敛，童便制取其清火下降，米泔制取其润燥和中，乳汁制取其润枯生血，蜂蜜制取其甘缓补脾。还有用土炒取其走中焦，麸炒取其健肠胃，用黑豆、甘草汤浸泡取其解毒，用羊酥、猪油涂烧取其易于渗骨。这些都是前人的经验，现在仍旧沿用。

中药铺里对有些应当炮制的药物，大多预先加工，即使处方上不写明，配方时也是制过的。但是各地情况稍有出入，而且有很多药是生熟两用的，炮制的方法也有不同，故在处方时以写明为是。比如生苡仁、炒苡仁，鲜首乌、干首乌、制首乌，及姜半夏、法半夏，水炙远志、蜜炙远志等。

第二节　药　　性

一、气　　味

研究药物当以功效为主，然而，更重要的一面，是必须研究其药理作用。中医对于药理的研究，采用阴阳、五行学说来区别药物的性能，分为气和味两大类。疾病的产生，不论外因或内因引起，均使体内脏气偏盛偏衰，因药物的气味也各有偏胜，故可借药物的偏胜之气来纠正病体的偏盛偏衰。比如热病用寒性药来治，寒病用热性药来治，体虚用补药，病实用泻药，都是利用药物的偏胜来调整病体的偏盛偏衰，也就是以偏救偏，使归于平，此即《内经》所说“寒者热之，热者寒之，调其气使其平也”的意思。

1. 气　药性的气分为四种，即寒、热、温、凉。四种之外，还有平气。所谓平气，实际上仍然偏温或偏凉，不过性质比较和平不太显著而已，故一般称为四气。

寒、热、温、凉四种不同的药性，可以分作两面来看，热性和寒性是两个极端，温次于热，凉次于寒，故细致地说，有寒性药、凉性药和热性药、温性药，也可简单地说成寒凉药和温热药。把药物分为四气，是就药物作用于人体所引起的各种反应中归纳出来的，也是药物性能的概括。例如石膏、知母等能治疗热病，便知其有寒凉性质；附子、肉桂等能治疗寒病，便知其有温热性质。也就是寒性和凉性药，具有清热、泻火作用；热性药和温性药具有祛寒、回阳作用。

使用药物必须先明四气。所说的寒凉和温热，如果用阴阳来归纳，寒凉药便是阴药，温热药便是阳药。我们知道阴阳是辨证的纲领，阳胜则阴病，阴胜则阳病，阳胜则热，阴胜则寒，阴虚则生内热，阳虚则生外寒，这一系列的症候，治疗的大法就是阴病以阳药治之，阳病以阴药治之，疗热以寒药，疗寒以热药，阴虚滋其阴，阳虚扶其阳。倘然只顾功效，忽视四气，治热以热，不啻火上添油；治寒以寒，无异雪上加霜。前人曾说："桂枝下咽，阳胜则毙；承气入胃，阴盛必亡。"这不是桂枝汤、承气汤的过失，而是不明两方的药性所造成的不良后果。

2. 味　味分五味，就是酸、苦、甘、辛、咸。前人通过亲自尝试的办法辨认药味，在长期实践中逐渐认识到药物具有各种味道，因而具有各种不同的性能，《内经》所说的辛散、酸收、甘缓、苦坚、咸软，便是把五味的作用进行了归纳。在这基础上，前人又补充为：辛味能散能行，酸味能收能涩，甘味能补能和，苦味能燥能泻，咸味能软能下。具体地说，凡是辛味药如紫苏、麻黄等均能发散表邪，香附、豆蔻等均能行气宽胸；酸味药物如石榴皮、五倍子等均能收敛固肠，山萸肉、五味子等均能止脱涩精；甘味药如黄芪、熟地等均能补益气阴，甘草、红枣等均能补虚缓中；苦味药如黄连、黄柏等均能泻火燥湿，大黄、芦荟等均能泻热通便；咸味药如海藻、昆布等均能消痰软坚，玄明粉等均能润肠泻下。此外，另有淡味药如茯苓、通草等有渗湿利尿作用，合而为六，但由于淡非显著味道，一般仍称五味。

五味与五行的配合是：酸属木、苦属火、甘属土、辛属金、咸属水。因而五味与五脏的关系是：酸入肝，苦入心，甘入脾，辛入肺，咸入肾。然而，五味和上面所说的四气一样，其性皆偏，它能调整脏气的不平，也能伤害脏气而造成疾病。例如辛走气，气病不能多用辛味；咸走血，血病不能多用咸味；苦走骨，骨病不能多用苦味；甘走肉，肉病不能多用甘味；酸走筋，筋病不能多用酸味。又如：多用咸味，血脉凝涩变色；多用苦味，皮毛枯槁；多用辛味，筋急爪枯；多用酸味，肌肉胝胸；多用甘味，骨痛发落。这是五味对于五脏生理的影响，不但药治如此，即饮食调养，亦依此为准则。

五味与四气一样，亦可归纳为阴阳两大类，即辛、甘、淡属于阳，酸、苦、咸属于阴。更重要的是药物的性能系气和味的综合，每一种药物都有气和味，有的气同而味异，有的气异而味同。如同一温性，有生姜的辛温，厚朴的苦温，黄芪的甘温，木瓜的酸温，蛤蚧的咸温。又如同一辛味，有石膏的辛寒，薄荷的辛凉，附子的辛热，半夏的辛温。也有一气而兼数味，如麻黄的辛苦温，桂枝的辛甘温，升麻的甘辛微苦微寒等。这种错综复杂的气味，正所以说明药性是多种多样的。

药物中有很多气味相同，而效用截然不同，原因是气味有厚薄，气厚者浮，味厚者沉，味薄者升，气薄者降，升、降、浮、沉是药物作用的趋向，趋向不一致，效能便生差别。升是上升、降是下降、浮是发散、沉是泄利的意思，升浮药多上升而走表，有升阳、发汗、上清头目等作用；沉降药多下行而走里，有潜阳、降逆、通利二便作用。不难理解，疾病的发生有在表、在里、在上、在下之分别，病势也有上逆和下陷之不同，故欲求药物使用得恰切，除了讲求气味之外，还要明白升降浮沉，并要懂得升降浮沉可以通过炮制来转化。例如酒炒则升，姜汁炒则散，醋炒则收，盐水炒则降，故李时珍说：“升者引之以咸寒，则沉而直达下焦；沉者引之以酒，则浮而上至巅顶。”

研究药物的气味和升降浮沉，总的说来是为了了解药物的性能。我们认为研究中药必须重视这一点，倘然只注意功效而忽视性能，还是不能真正的掌握药物的功效。例如半夏、川贝、海藻同样能祛痰，但半夏辛温能化湿痰，川贝甘苦微寒能化热痰，海藻苦咸寒能消痰核；又如黄芪、山药、沙参同样是补药，黄芪甘温用补气虚，山药甘平用补脾虚，沙参甘微苦微寒用补肺阴不足。这些药物功效相似，但效果不同，主要因为性能有异的缘故。如不从这方面考虑，很可能遇到痰症便杂投祛痰药；遇到虚症便杂投补虚药，这是显然不合乎治病求本的用药法则的。

在这里补充说明一个问题，方剂的组成同样重视气味，《温病条辨》一书对所用的方剂大多指明气味。例如银翘散是辛凉平剂，桑菊饮是辛凉轻剂，白虎汤是辛凉重剂；还指出清络饮是辛凉芳香法，清营汤是咸寒苦甘法，新加香薷饮是辛温辛凉复法，清暑益气汤是辛甘化阳和酸甘化阴复法，等等。学习方剂必须注意及此，不仅可以明确治疗的方针，还能理解药物组成方剂后的效用变化。

二、效　能

北齐徐之才曾把药物的效能，分为十种，他说："药有宣、通、补、泄、轻、重、滑、涩、燥、湿十种，是药之大体。"内容是：宣可去壅，生姜、橘皮之属，即理气和胃药；通可去滞，通草、防己之属，即利尿药；补可去弱，人参、羊肉之属，即强壮营养药；泄可去闭，葶苈、大黄之属，即泻水通大便药；轻可去实，麻黄、葛根之属，即解肌发汗药；重可去怯，磁石、铁粉之属，即安神镇静药；滑可去着，冬葵子、榆白皮之属，即利尿润肠药；涩可去脱，牡蛎、龙骨之属，即收敛固涩药；燥可去湿，桑皮、赤小豆之属，即理湿化痰药；湿可去燥，白石英、紫石英之属，即滋润药。宋朝寇宗奭补充两种：寒可去热，即清凉药；热可去寒，即温热药。清朝贾九如又提出：雄可表散，锐可下行，和可安中，缓可制急，平可主养，静可制动等，各有见地，可供参考。

现在一般分法，比较明朗，大致如下：

1. 解表药　具有发散作用，包括疏解风寒、风热、风湿、暑气等外邪犯表。辛温解表如麻黄、桂枝、紫苏、羌活、独活、荆芥、防风、细辛、香薷、白芷、秦艽；辛凉解表如葛根、柴胡、薄荷、豆豉、豆卷、桑叶、菊花、浮萍、升麻；驱风湿如威灵仙、白芷、络石藤、五加皮、海风藤等。

2. 泻下药　具有通大便作用（包括泻水）。寒下如大黄、玄明粉；热下如巴豆；润下如麻仁、瓜蒌仁、郁李仁；泻水如大戟、芫花、甘遂、牵牛子、商陆、葶苈等。

3. 理湿药　具有除湿渗利作用。芳香化湿如藿香、佩兰、佛手、苍术、厚朴、草果；淡渗如茯苓、通草、苡仁；利尿如车前、泽泻、木通、防己、瞿麦、猪苓、萆薢、萹蓄等。

4. 祛寒药　具有温中作用（包括回阳）。温中散寒如吴萸、丁香、干姜、茴香、乌头；扶阳壮火如附子、肉桂、益智仁、肉果、巴戟天等。

5. 清热药　具有清解内热作用（包括解毒）。苦寒清热如黄连、黄芩、黄柏、知母、山栀、龙胆草、连翘、青蒿、夏枯草、丹皮、银花；甘寒清热如鲜生地、石膏、竹叶、竹茹、天花粉、地骨皮、芦根、茅根；清热解毒如玄参、犀角、青黛、大青叶、马勃、射干、山豆根、地丁草、板蓝根等。

6. 涌吐药　具有催吐作用。如瓜蒂、藜芦、胆矾等。

7. 消化药　具有消食健胃作用。如神曲、山楂、麦芽、砂仁、蔻仁、莱菔子、鸡内金等。

8. 止咳药　具有肃肺作用（包括化痰平喘）。清肺止咳如前胡、牛蒡、杏仁、贝母、桔梗、桑白皮、枇杷叶、马兜铃、百合、百部、胖大海；温肺止咳如白前、旋覆花、紫菀、款冬花；消痰平喘如胆星、半夏、白芥子、苏子、天竺黄、海浮石、鹅管石、竹沥、海藻、昆布、海蜇等。

9. 理气药　具有舒畅气机作用。行气如陈皮、乌药、木香、香附、郁金、金铃子、香橼；破气如枳实、青皮、沉香、厚朴等。

10. 理血药　具有和血作用，包括破瘀、止血。活血如当归、川芎、红花、鸡血藤、五灵脂、延胡索、乳香、没药；破瘀如桃仁、败酱草、益母草、姜黄、刘寄奴、地鳖虫、水蛭、蝱虫；止血如仙鹤草、参三七、蒲黄、白及、槐花、地榆、侧柏叶、茜草、血余炭、大小蓟、棕榈、藕节等。

11. 滋补药　具有营养强壮作用（包括补气、补血、温补、清补）。补气如人参、党参、黄芪、白术、山药、甘草；补血如熟地、首乌、驴皮胶、龙眼肉、当归身、白芍；温补如鹿茸、苁蓉、菟丝子、蛤蚧、五味子、补骨脂、狗脊、杜仲、续断、海狗肾、鹿角胶、虎骨胶；清补如沙参、麦冬、石斛、女贞子、龟甲、鳖甲、枸杞子、女贞子、天冬等。

12. 开窍药　具有醒脑辟秽作用。如麝香、牛黄、蟾酥、冰片、苏合香、安息香、菖蒲等。

13. 镇静药　具有重镇作用，包括息风、安神。重镇如磁石、代赭石；息风潜阳如天麻、钩藤、石决明、牡蛎、羚羊角、玳瑁、蜈蚣、全蝎；安神如远志、枣仁、柏子仁、龙齿、朱砂、茯神、珠粉等。

14. 固涩药　具有收敛作用（包括止汗、固精、制泻）。止汗如麻黄根、浮小麦、糯稻根、五味子；固精如金樱子、芡实、莲须、莲肉、龙骨；制泻如御米壳、赤石脂、石榴皮、诃子等。

15. 驱虫药　具有杀虫作用。如使君子、芜荑、雷丸、鹤虱、榧子、槟榔、雄黄、苦楝根等。

从上面可以看到中药的丰富，并在治疗上具有多种多样的功能。我们体会到药物的作用于人体，主要是两个方面，一为恢复和加强体力，一为驱除病邪，简单地说，就是扶正和祛邪，也即《内经》所说“虚则补之，实则泻之”的原则。现在为了便于学习和临症应用，将最繁用的药物结合常见症候，再作如下分述，有应生用或炮制用的亦加注明。

1. 扶正类

（1）属于肺者：分肺气虚、肺阴虚。

补肺气——生晒人参、生黄芪、冬虫草、山药。

补肺阴——北沙参、麦冬、川百合。

（2）属于心者：分心血虚、神不安。

补心血——细生地、麦冬、酸枣仁、柏子仁、龙眼肉、红枣、五味子、浮小麦。

安神——龙齿、云茯神（用朱砂拌者为朱茯神）、珍珠粉。

（3）属于肝者：分肝血虚、肝阳上升。

补肝血——当归身、白芍、制首乌、驴皮胶、潼沙苑。

潜阳熄风——左牡蛎、生石决、钩藤、天麻、杭菊花、羚羊尖、炙全蝎。

（4）属于脾者：分中气虚、中气下陷。

补中气——党参、白术、山药、炙甘草、扁豆、饴糖。

升提中气——炙升麻、软柴胡、煨葛根。

（5）属于肾者：分阴虚、阳虚、精关不固、筋骨无力。

补阴——熟地、山萸肉、天冬、菟丝饼、桑椹子、熟女贞、炙鳖甲、龟甲、制黄精、紫河车、核桃肉。

补阳——枸杞子、鹿茸、海狗肾、益智仁、鹿角胶、肉桂、熟附片、巴戟肉、锁阳、胡芦巴。

固精——金樱子、煅龙骨、煅牡蛎、莲须、芡实、桑螵蛸。

壮筋骨——炒杜仲、续断、炙虎骨、怀牛膝、炙狗脊、补骨脂、木瓜。

（6）属于肠胃者：分津液虚、消化弱、滑肠、便闭。

养津液——金石斛（用鲜者为鲜石斛）、天花粉、玉竹。

助消化——鸡内金、春砂仁、白蔻仁、炒谷芽。

涩大肠——诃子、御米壳、赤石脂、煨肉果。

通大便——生大黄（亦可用炒大黄）、玄明粉、芦荟、枳实。

润肠——麻仁、瓜蒌仁、郁李仁、淡苁蓉、蜂蜜。

（7）属于膀胱者：分小便短涩、遗尿不禁。

利尿——云茯苓、猪苓、赤苓、车前子、泽泻、冬瓜皮、通草、木通、大腹皮。

通淋——石韦、瞿麦穗、萹蓄草、海金沙、土茯苓。

止遗溺——覆盆子、五味子、蚕茧。

2. 祛邪类

（1）属于外邪者：分风热、风寒、暑邪、中寒、风湿痛。

散风热——桑叶、杭菊花、薄荷、清豆卷、淡豆豉、荆芥、防风、葛根、软柴胡、蝉衣、蔓荆子、桔梗。

散风寒——生麻黄（亦可用炙麻黄）、桂枝、紫苏、羌活、独活、葱白、生姜、白芷、细辛、藁本、辛夷花。

清暑邪——香薷、藿香、佩兰、荷叶（端午节后中秋节前，一般都用鲜藿香、鲜佩兰、鲜荷叶）、青蒿。

温中祛寒——吴萸、肉桂、干姜、煨姜、炮姜、丁香、川椒、小茴香、乌头。

祛风湿痛——威灵仙、海风藤、络石藤、川乌、草乌、秦艽、桑枝、丝瓜络。

（2）属于热者：分热邪、火邪、血热。

清热——金银花、连翘、生石膏、飞滑石、知母、茅根、芦根（亦可用鲜茅根、鲜芦根）、黑山栀、黄芩、淡竹叶、炒竹茹（亦可用鲜竹叶、鲜竹茹）。

泻火——黄连、黄柏、龙胆草、山豆根、生甘草。

清血热——鲜生地、丹皮、白薇、地骨皮、玄参、犀角、大青叶、板蓝根。

（3）属于湿者：分湿浊、湿热。

化湿——制苍术、厚朴、菖蒲、煨草果、白蔻仁、炒苡仁。

清湿热——萆薢、苦参、饭赤豆、茵陈、白鲜皮、防己。

（4）属于痰者：分热痰、风痰、寒痰、水饮、痰核。

化热痰——炙兜铃、淡竹沥、川贝母、天竺黄、炙桑皮、甜杏仁、地枯萝、枇杷叶（亦可用清炙枇杷叶）胆星、射干、荸荠、海蜇。

化风痰——炒牛蒡、前胡、苦杏仁、象贝母、苦桔梗、胖大海。

化寒痰——姜半夏、陈皮、炙苏子、煅鹅管石、炙百部、炙紫菀、炙款冬。

逐水饮——葶苈子、制甘遂、黑丑、商陆、蝼蛄、蟋蟀。

消痰核——淡昆布、淡海藻、山慈菇、炙僵蚕、蒲公英。

（5）属于气者：分气郁、气逆。

舒气郁——广郁金、制香附、白蒺藜、路路通、哧罗子、金铃子、香橼、佛手、枳壳、玫瑰花、青皮、煨木香、乌药、制乳香、炙没药、檀香。

平气逆——沉香、旋覆花、代赭石、煅磁石、蛤蚧尾。

（6）属于血者：分血滞、瘀血、出血。

活血——全当归、川芎、红花、鸡血藤、苏木、五灵脂、丹参。

破瘀血——泽兰、益母草、荆三棱、蓬莪术、王不留行、败酱草、桃仁泥、地鳖虫。

止血——参三七、茜草、仙鹤草、侧柏叶、墨旱莲、槐花炭、地榆炭、血余炭、棕榈炭、蒲黄炭、藕节。

（7）属于积者：分虫积、食积。

杀虫——使君肉、芜荑、鹤虱、雷丸、炙百部、槟榔、苦楝根。

消食——六神曲、山楂炭、焦麦芽、炒莱菔子。

依据药物的功能来分类，主要是便于临症。但必须郑重说明，一种药有多种作用，如果因此而忽视其它方面，将会减低药物的全面效能。因此，对于每一种药应当全面了解其气味和效能，再抓住其主治重点，这样，在使用的时候便可左右逢源。

关于药物的分类，最早见于《神农本草经》一书，分为上品、中品和下品。上品是指多服久服有益的补养药，认为无毒的；中品为有毒或无毒，能治病又能养身，随使用的适当与否而决定的药物；下品则大多有毒，用来治疗寒、热积滞等病。这种根据疗效的大体分类，除了有一些应予纠正外，基本上是正确的。汉唐以后的本草书，大多按药物本身的属性分类，最精细的如李时珍著的《本草纲目》，分为十六部、六十二类。十六部是水、火、土、金石、草、谷、菜、果、木、服器、虫、鳞、介、禽、兽、人，六十二类就是在每部中分出细目，例如草部分为山草、芳草、隰草、毒草、蔓草、水草、石草、苔、杂草等九类，其他各部也一样。这对后世研究药学提供了一定的有利条件。

前人也为了便于学习本草，先有《药性赋》，后有《药赋新编》（载《医家四要》）。这两种写作有一共同长处，即以寒热温凉四气分类，简要地提出主治，这就把气味和效能结合在一起。我们认为可以就中任择一种先把它熟读，然后再阅其他本草书如《本草从新》等，便可逐步提高。

三、归　经

每一种药物对于某一脏腑经络都有它的特殊作用，前人就将某一药物归入某一脏腑经络。例如麻黄入肺与膀胱二经，说明麻黄的作用主要在于肺与膀胱二经，凡是肺和膀胱感受寒邪，用麻黄的辛温来祛散最为合适。故麻黄善于治太阳病表寒，亦能止咳平喘，这种方法，叫做“归经”。

归经，在实际应用上具有重要意义。如前所说，寒药能治热病，热药能治寒病，清热药多是寒凉性的，祛寒药多是温热性的，这是一个原则。但同一热症或寒症，产生的部位不同，有在表，有在里，有在脏，有在腑。比如某种寒凉药，能清表热，不一定能清里热，能清肺脏的热，不一定能清胃腑的热；同样，一种温热药能祛表寒不一定能祛里寒，能祛肺脏的寒不一定能祛胃腑的寒。于此可见，药物在人体上发挥作用，各有其适应范围，归经便是指出药物的适应范围。

归经的经是指言经络而言。经络分布全身，看到那一经的症候就用那一经的药。如同一头痛，痛在前额属阳明经，用葛根；痛在后项属太阳经，用麻黄；痛在两侧属少阳经，用柴胡。这是因为葛根是阳明经药，麻黄是太阳经药，柴胡是少阳经药。但是，经络和内脏有着密切的联系，因此，某种药物都可以对某一经、脏发生它的特殊作用。这种特殊作用，并与气味性质有关。例如膀胱属寒水，其经为太阳，麻黄茎细丛生，中空直上，气味轻清，故能通下焦的阳气，出于皮毛而发汗，为伤寒太阳表症要药。或用羌活来代麻黄，也因根深茎直，能引膀胱之阳以达经脉，但味较辛烈，兼能去湿，不似麻黄的轻清。因而麻黄兼能宣肺利小便，羌活兼能治风湿身痛，便是同中有异了。

总之，归经是用药的一个规律，了解药物性能和功效后，再明晓其归经，用药才能丝丝入扣。

第三节　使　　用

一、配伍（包括禁忌）

一药有一药的作用，通过药与药的配合，能促使作用加强，或减少不良反应，发挥更好的效能，这是中药配合应用的重要意义。从单味药的应用到配合应用，再发展到方剂，毫无疑问是一个进步的过程。

前人在实践中认识到药与药配合的反应，不仅指出了有利的一面，还指出了不良的一面。共分六类：

1. 相须　即两种功效相同的药物经过配合使用，可以互相促进加强效果。如知母配合黄柏，滋阴降火的作用更强，成方中知柏八味丸、大补阴丸就是知母与黄柏配合使用的。

2. 相使　两种不同功效的药物，配合后能使直达病所，发挥更好的疗效。如附子以茯苓为使，成方中真武汤、附子汤均用茯苓为附子之使。

3. 相畏　一种药物能受到另一种药物的克制，因而减低或消除其烈性的，叫做相畏。如半夏畏生姜，故炮制时即以生姜制半夏毒，中半夏毒者亦以生姜解救。

4. 相恶　两药合用时，因牵制而减低其效能，叫做相恶，恶是不喜欢的意思。如生姜畏黄芩，因黄芩性寒，能降低生姜的温性。

5. 相杀　指一种药物能消除另一种药物的毒性，如防风杀砒毒，绿豆杀巴豆毒。

6. 相反　合用后能发生剧烈的副作用，如乌头反半夏，甘草反甘遂。

相反和相畏的药必须慎用，所以前人编有十八反歌和十九畏歌。

十八反歌：本草明言十八反，半、蒌、贝、蔹、及攻乌，藻、戟、遂、芫俱战草，诸参、辛、芍反藜芦。

歌中所提十八种药，即表示相反比较显著、如半夏、瓜蒌、贝母、白蔹、白及与乌头相反，海藻、大戟、甘遂、芫花与甘草相反，人参、沙参等和细辛、芍药与藜芦相反。

十九畏歌：硫黄原是火中精，朴硝一见便相争；水银莫与砒霜见；狼毒最怕密陀僧；巴豆性烈最为上，偏与牵牛不顺情；丁香莫与郁金见；牙硝难合荆三棱。川乌、草乌不顺犀；人参最怕五灵脂；官桂善能调冷气，若逢石脂便相欺。大凡修合看顺逆，炮爁炙煿莫相依。

歌中所提十九种药，即表示相畏比较显著，如硫黄畏朴硝，水银畏砒霜，狼毒畏密陀僧，巴豆畏牵牛，丁香畏郁金，牙硝畏荆三棱，川乌、草乌畏犀角（水牛角代），人参畏五灵脂，肉桂畏赤石脂。

此外，妊娠禁忌药也称堕胎药，本草书上很早就有记载，到《本草纲目》增为八十七种。其中有些药现在已根本不用，兹择使用者录下，处方时应尽量避去，以免引起事故。植物药如大戟、巴豆、藜芦、丹皮、牛膝、桂心、皂荚、薏仁、瞿麦、附子、乌头、牵牛、半夏、南星、桃仁、芫花、槐实、茜根、红花、茅根、大麦蘖、三棱、干姜、厚朴、通草、苏木、葵子、常山、生姜；动物药如牛黄、蜈蚣、斑蝥、水蛭、虻虫、䗪虫、蝼蛄、猬皮、蜥蜴、蛇蜕、麝香；矿物药如雄黄、芒硝、代赭、硇砂、砒石等。妊娠禁用的药物，主要是防止流产，但亦不尽禁忌，如《济阴纲目》是流行最广的妇科专书，它在安胎及治胎前诸疾中，都用了附子、肉桂、半夏、牛膝、丹皮、厚朴、茅根、通草、桃仁、芒硝等药。《内经》上也说过：“妇人重身，毒之何如？有故无殒，亦无殒也。大积大聚，其可犯也，衰其大半而止。”然而，某些药物对妊娠禁忌的，还是应该谨慎，不能草率从事。

经验告诉我们，前人对于药物的配合十分细致，因为配合适当，能取得更高的疗效。

现在略举数则，供作处方参考。

1. 肉桂配合黄连　名交泰丸，能治心肾不交。
2. 吴萸配合黄连　名左金丸，能平肝制酸。
3. 干姜配合黄连　能除胸中寒热邪结。
4. 半夏配合黄连　能化痰浊湿热郁结，宽胸止呕。
5. 厚朴配合黄芩　能化脾胃湿热。
6. 桂枝配合白芍　能调和营卫。
7. 当归配合白芍　能养血。
8. 当归配合川芎　名佛手散，能行血活血。
9. 蒲黄配合五灵脂　名失笑散，能祛瘀止痛。
10. 桃仁配合红花　能行血通经。
11. 柴胡配合黄芩　能清肝胆热。
12. 柴胡配合白芍　能疏肝和肝。
13. 桑叶配合菊花　能清头目风热。
14. 高良姜配合香附　名良附丸，能止胃痛。
15. 延胡索配合金铃子　名金铃子散，能治腹痛。
16. 附子配合肉桂　能温下元。
17. 黄柏配合知母　能清下焦湿热。
18. 苍术配合黄柏　能治湿热成痿。
19. 杏仁配合贝母　能化痰止咳。
20. 半夏配合陈皮　能化湿痰。
21. 神曲配合山楂　能消肉食积滞。
22. 豆蔻配合砂仁　能健脾胃。
23. 常山配合草果　能止疟疾。
24. 龙骨配合牡蛎　能涩精气。
25. 杜仲配合续断　能治腰膝酸疼。

26. 天冬配合麦冬　能清养肺肾。

27. 半夏配合硫黄　名半硫丸，治虚冷便闭。

28. 女贞子配合旱莲草　名二至丸，能补肾阴。

29. 桑叶配合黑芝麻　名桑麻丸，能治肝阳头晕。

30. 山药配合扁豆　能补脾止泻。

31. 升麻配合柴胡　能升提中气下陷。

32. 鳖甲配合青蒿　能滋阴退蒸。

33. 乌梅配合甘草　能生津止渴。

34. 苍术配合厚朴　能逐湿浊。

35. 豆豉配合葱白　名葱豉汤，能通阳发汗。

36. 皂角配合白矾　名稀涎散，能吐风痰。

37. 木香配合槟榔　能疏肠止痛。

38. 三棱配合蓬莪术　能消坚化痞。

39. 枳实配合竹茹　能和胃止呕。

40. 丹皮配合山栀　能清血热。

41. 旋覆花配合代赭石　能平噫气。

42. 丁香配合柿蒂　能止呃逆。

43. 补骨脂配合肉果　名二神丸，能止脾肾泄泻。

44. 桑皮配合地骨皮　能泻肺火。

45. 知母配合贝母　名二母散，能清肺热。

46. 木香配合黄连　名香连丸，能止赤白痢。

47. 白矾配合郁金　名白金丸，能治癫狂。

48. 枳实配合白术　名枳术丸，能健脾消痞。

49. 赤石脂配合禹余粮　名赤石脂禹余粮汤，能涩大肠。

50. 金樱子配合芡实　名水陆二仙丹，能止遗精。

51. 枸杞子配合菊花　能明目。

52. 生姜配合红枣　能和气血。

这类两种药味配合应用的例子很多，只要留意前人著作和成方的组成，可以获得更多的资料。这些资料都是用药的方法，或寒热结合，或补泻结合，或上下、表里、气血相结合等，十分丰富，而又非常灵活。

二、用　量

中药的用量，根据以下几个情况决定：

1. 药物的性质　药物气味雄厚峻烈的用量小，平淡的比较重，前者如乌头、肉桂、干姜等，后者如山药、茯苓、扁豆等。质重的用量大，轻松的用量小，前者如鳖甲、牡蛎、磁石等，后者如桑叶、蝉衣、通草等。

2. 方剂的组成　主药的用量重，协助药比较轻，如白虎汤中的石膏宜重用，知母、甘草的用量较少。在配伍方面，如左金丸中的吴萸的用量应轻于黄连。从整个方剂的组成来说，药数多，量较轻，药数少，量较重。

3. 病情　病情严重、需要急救的用量重，病轻的或宜于长期调养的用量较轻。前者如四逆汤、大承气汤等，后者如桑菊饮、人参养营汤等。

4. 体质　病人体质坚实的用量可重，娇弱的用量宜轻。一般西北地区用量大于东南地区，主要原因便是体质有强弱的关系。

5. 年龄　成年人用量可重，小儿宜轻。一般小儿用量是大人的减半。

用药量的轻重，虽视具体情况决定，但应该指出，一般用量是有一定标准的，在这标准上衡量出入，不是随便决定的。必须掌握标准用量，然后或增或减，才能中肯。

药量对于处方的疗效有极大影响，很好的一个处方，往往用量不适当失却效果，甚至产生不良反应。所说适当与不适当，主要是两个方面，一方面根据病情和体质的情况，用药是否轻重恰当；一方面依据药的配合关系，用药是否轻重恰当。凡是病重体实，用量当重，病重体虚，便当酙减；病轻体实，不需要重量，病轻体虚，更不容许用重量。又药物的作用及配合后的作用随着用量的轻重而转变，如西藏红花少用和血，多用则破血；桂枝和白芍等量，能调和营卫，桂枝加重偏于卫，白芍加重偏于营。这在临症上是一番细致的功夫了。

关于古代度量衡制度和现代不同，古制都比今制为小。据近人考证，大概汉朝一两合市称四钱八分强，一升约今二合左右，提供参考，用以说明古方的分量不能作为现在处方用量的标准。

29